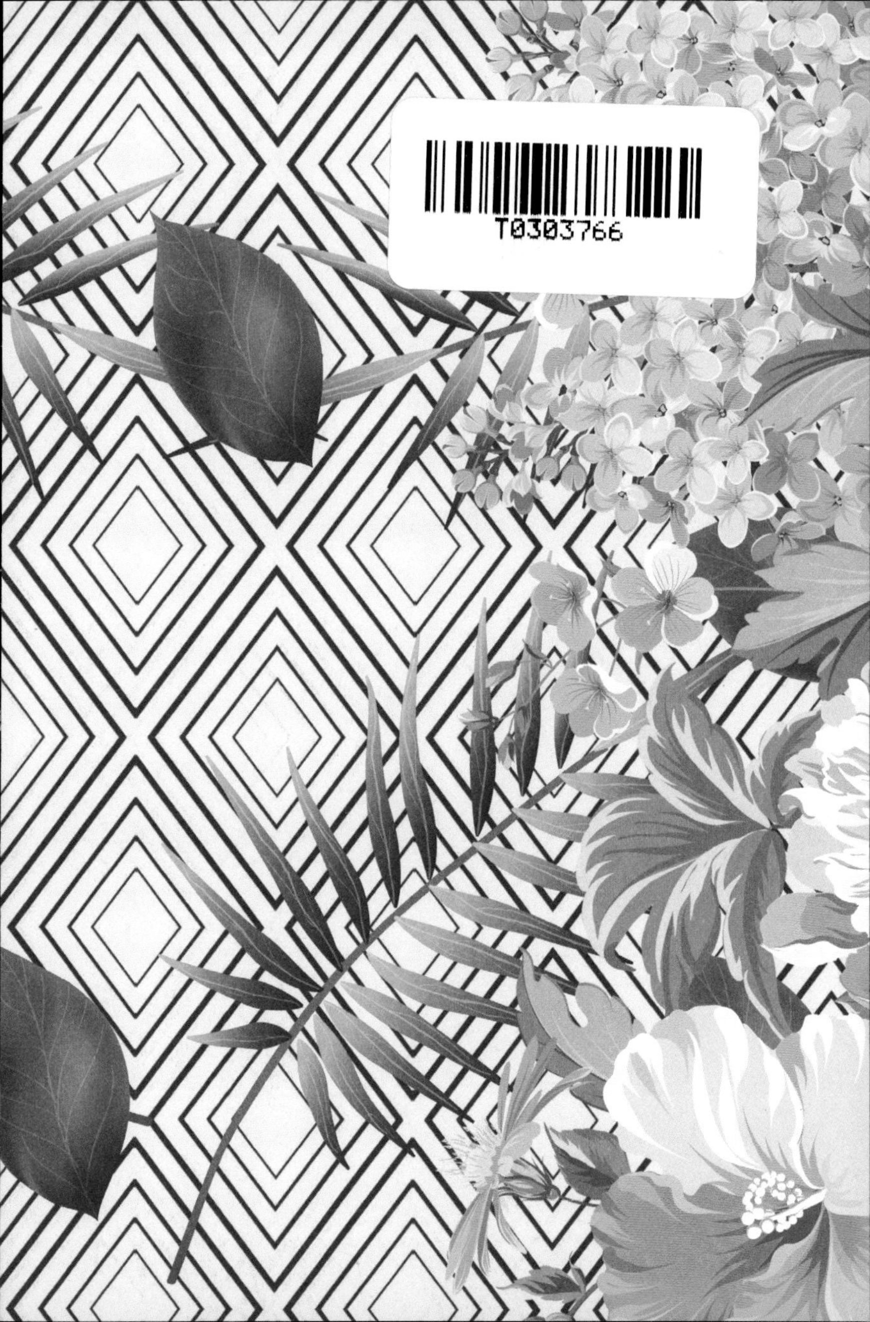

Ho'oponopono

para una vida plena

Ho'oponopono para una vida plena

El poder mágico de las palabras para cambiar tu vida

Inspiraciones y destellos de sabiduría para cada día

Clara Lark

Redbook ediciones

Diseño de cubierta: Regina Richling
Diseño de interior: Primo Tempo
Ilustraciones de cubierta e interior: Shutterstock

ISBN: 978-84-9917-586-7
Depósito legal: B-5.209-2020

Impreso por Sagrafic, Passatge Carsi 6, 08025 Barcelona
Impreso en España - *Printed in Spain*

Contenido

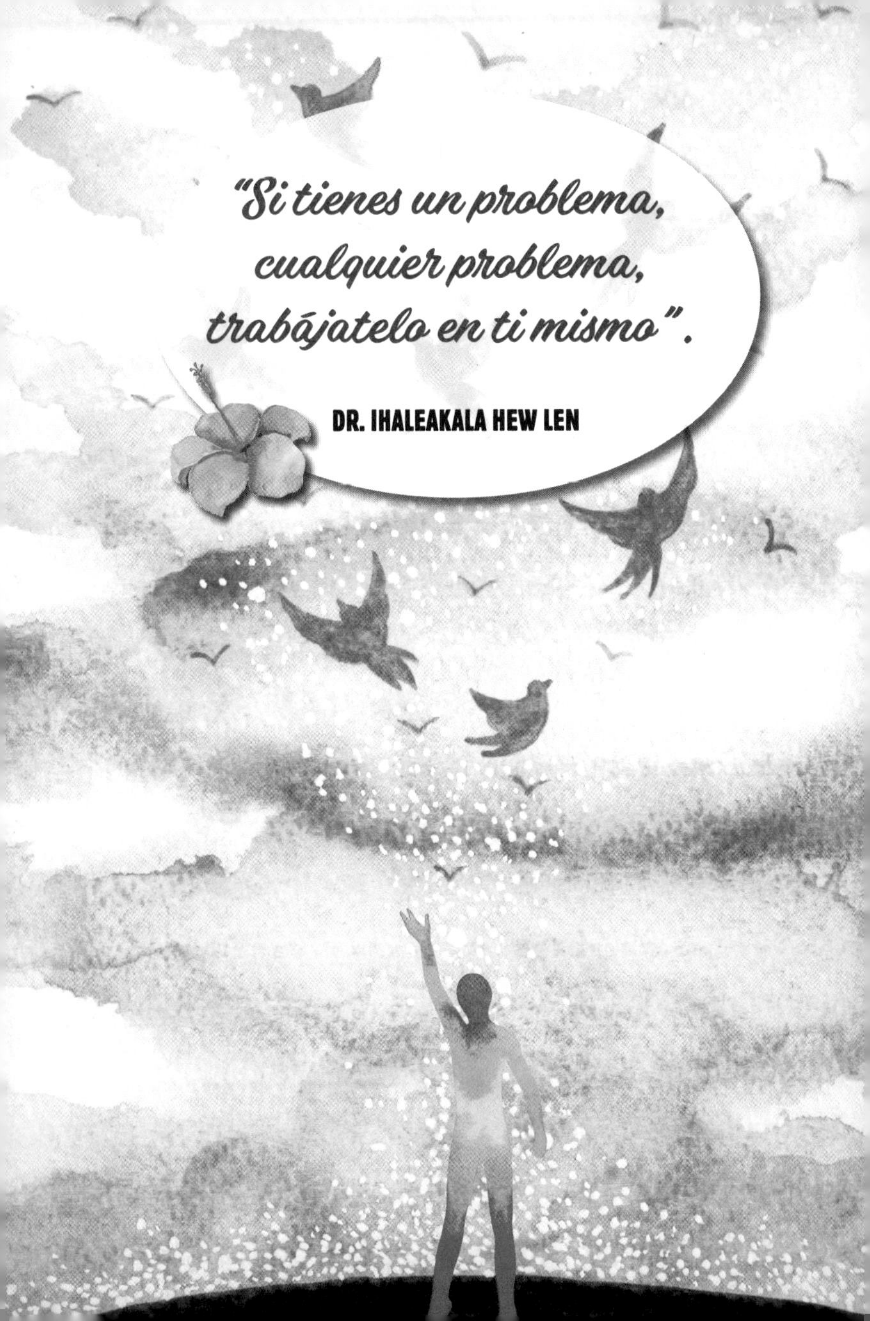

"Si tienes un problema, cualquier problema, trabájatelo en ti mismo".

DR. IHALEAKALA HEW LEN

Ho'oponopono en la práctica de cada día

Como os expliqué en mi primer libro, el Ho'oponopono es una práctica ancestral hawaiana que sirve para solucionar conflictos y problemas. Es una filosofía, un estado anímico, y seguir este proceso requiere integrar ciertas ideas, ciertas nociones diferentes a las que nuestra tradición cultural nos tiene acostumbrados.

En Occidente lo hemos convertido en una técnica, con el mismo noble objetivo de «hacer limpieza» por dentro, es decir, de borrar o corregir nuestros errores de pensamiento. Eso nos permite acceder a los recursos y a la inspiración de nuestra propia divinidad para mejorar nuestra vida en todos los sentidos.

Con Ho'oponopono abordamos otra manera de ver las cosas, llevándonos a contemplar el mundo con otros ojos, a veces a ver la vida, la gente y a uno mismo de modo opuesto. Es en este punto donde la práctica de Ho'oponopono se vuelve en algo no tan fácil porque, en realidad, cada uno tiene que hacer un cambio interior a nivel de creencias y valores.

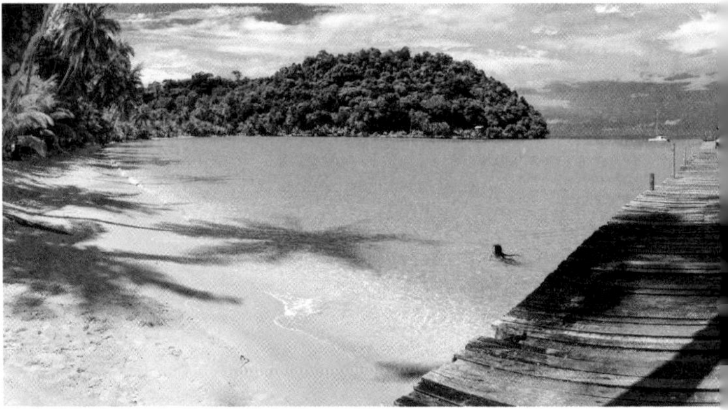

Como decimos, el Ho'oponopono nace de una tradición ancestral hawaiana y significa: «Enderezar, armonizar, corregir lo que es erróneo, poner orden». Antiguamente, el Ho'oponopono se utilizaba en el entorno familiar y lo practicaba todo el grupo. Gracias a Morrnah Simeona, una chamana (kahuna) hawaiana, que actualizó la técnica, actualmente está al alcance de todos, de tal forma que podemos practicarlo de forma individual y mejorar nuestra vida sin depender de nadie, excepto de nosotros mismos.

Una filosofía llena de sabiduría

De acuerdo con el Ho'oponopono, todas nuestras experiencias tienen su origen en nuestra programación interior, en nuestras memorias. Todo lo que nos ocurre tiene que ver con nuestros pensamientos que se proyectan en el exterior y se repiten una y otra vez,

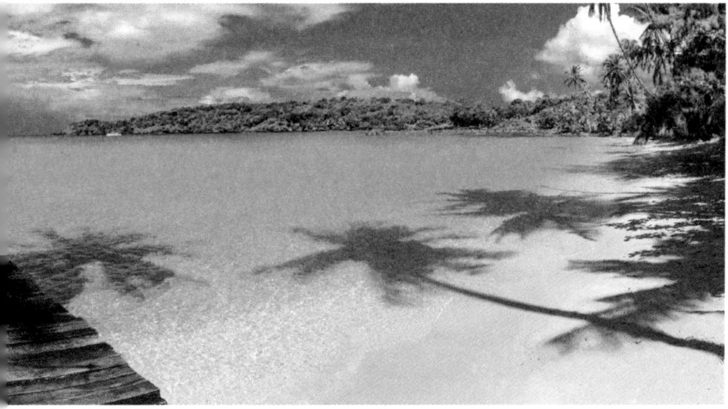

dando lugar a situaciones, relaciones y experiencias poco armónicas, hasta que aprendemos a corregir esos pensamientos, a purificarlos y a borrarlos mediante el proceso de limpieza que esta técnica nos propone.

Cuando utilizamos el Ho'oponopono, asumimos el cien por cien de lo que ocurre en nuestra vida. Al principio toda esa responsabilidad nos puede asustar, ya que asumir eso significa asumir que somos responsables de todas las cosas que experimentamos y atraemos a lo largo de la vida. Pero en realidad lo que ocurre es que nos empoderamos. Recuperamos el poder que habíamos cedido a las circunstancias y a los demás y nos liberamos del papel de víctimas del destino. De esta manera podemos empezar a crear nuestra propia realidad, inspirados por la parte divina que habita en cada uno de nosotros.

Eres responsable (¡no culpable!)

Es importante que comprendas qué tu eres responsable de todo lo que te ocurre. Estás creando tu vida con tu programación interior, así que el motivo de que te ocurran las cosas que te pasan está en ti y no en los demás.

Tú no eres culpable de tu programación interior ni de tus creencias, porque la mayoría las has heredado de tus ancestros o te las han inculcado en la infancia. Pero que no seas culpable no significa que no seas responsable de lo que haces con esa programación interior.

Responsabilizarte de todo lo que te ocurre y liberarte del papel de víctima, te da la posibilidad de empezar a cambiar las cosas. Es ahí donde el Ho'oponopono puede ayudarte a mejorar todas las áreas de tu vida.

En tu interior

La clave está en tu interior. El Ho'oponopono te ayuda a mirar en tu interior y sanar aquello que hay en ti, que hace que atraigas a tu vida las situaciones y las relaciones que atraes. El resto es evidente: cuando eres capaz de sanar y cambiar lo que te ocurre, tu vida también sana y cambia.

Todo lo que experimentas tiene que ver contigo. En tu mente subconsciente hay almacenada una gran cantidad de información, que genera en ti una programación interna que te hace ver y experimentar la vida de una forma concreta. Todo lo que te pasa en la vida, en las relaciones, en el trabajo, con los amigos o en el entorno familiar tiene que ver con esta programación que hay dentro de ti.

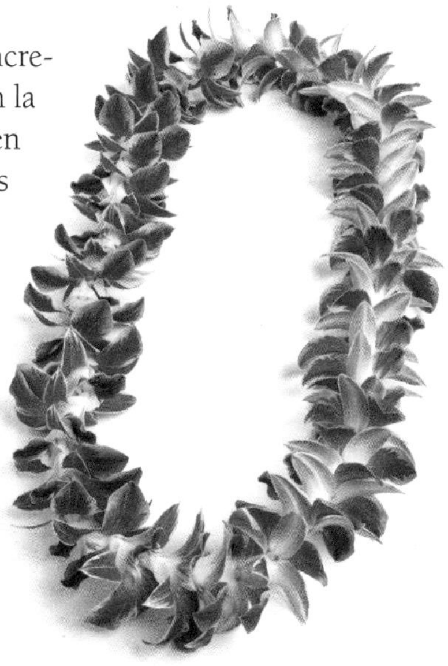

Esa programación o esas memorias que hay en tu interior crean la vida que experimentas. Si, por ejemplo, de pequeño en el colegio te dijeron que no valías nada, esa memoria de la infancia te hará tener baja autoestima o te hará creer que vales poco cuando seas adulto. Aunque no recuerdes ese momento concreto de tu infancia, porque ya hayan pasado muchos años, mientras no borres esta programación, construirás tu vida en base a esa creencia y atraerás a tu vida circunstancias y personas que te harán sentir poco válido.

Puedes justificarte culpando a las circunstancias y a las personas por hacerte sentir así, pero seguirás sin resolver el problema, porque el origen del problema no está en el exterior, no está en esas personas ni en las circunstancias, sino dentro de ti.

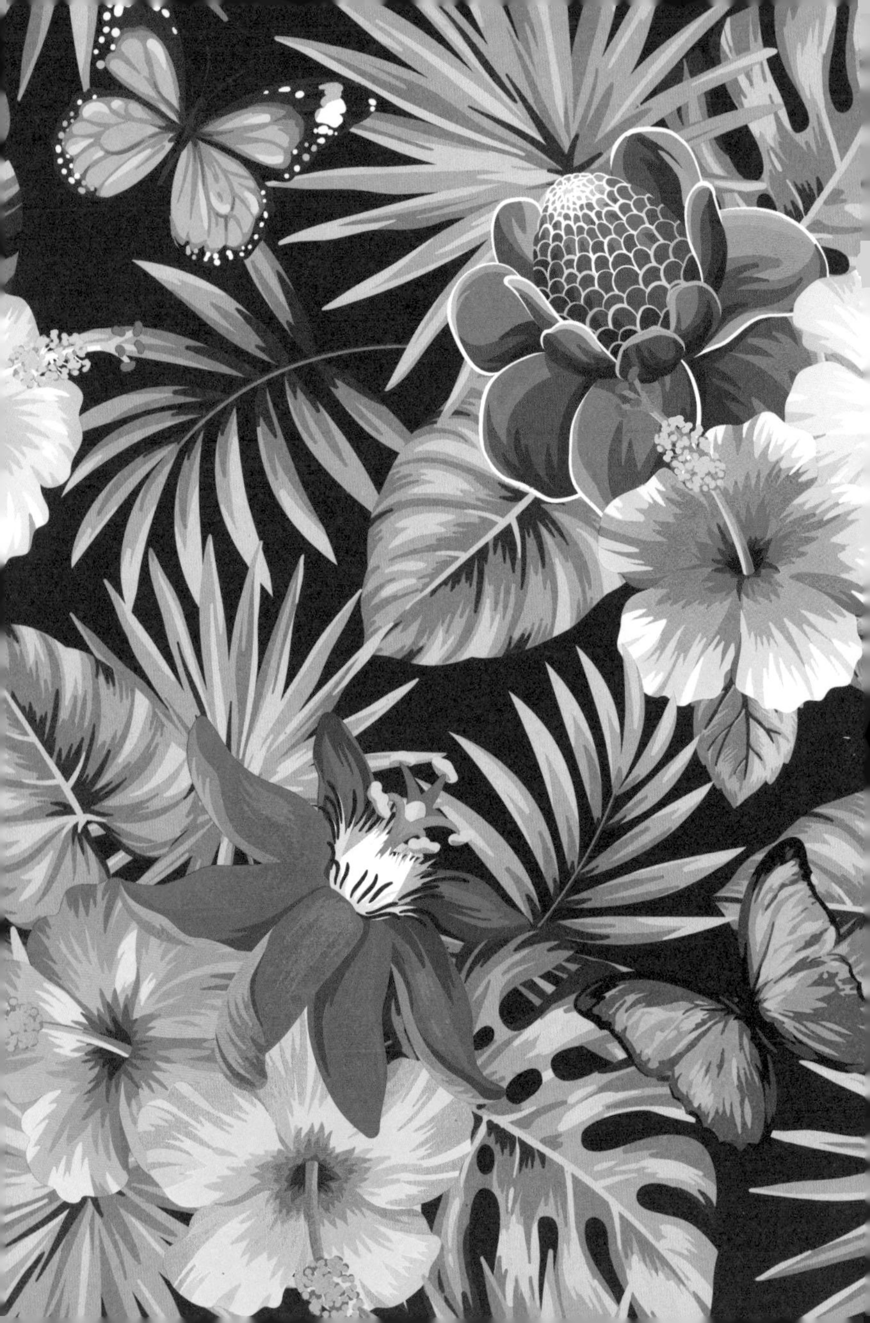

La fórmula del Ho'oponopono

«Lo siento, perdóname, gracias, te quiero».

¿Qué significan esas palabras?

El Ho`oponopono nos estimula a tomar responsabilidad de todo lo que afecta tu estado de ser. Es el arte de la aceptación, el perdón y la limpieza de las energías que atraes a tu vida.

- **«Lo siento»**: es por las memorias de dolor que comparto contigo. Nos hacemos responsables y afirmamos que hay una carga que queremos dejar atrás. Cuando dices «lo siento», estás reconociendo y aceptando la responsabilidad de las acciones, pensamientos y emociones que han causado que el conflicto se manifieste en tu realidad.
- **«Perdón»**: por lo que hay en mí que contribuyó a crear esta realidad. Por unir mi camino al tuyo para sanar. La palabra «perdón» o «perdóname» puede decirse como una petición para hacer las paces con tu yo superior y con el Universo.
- **«Gracias»**: por estar aquí y por permitirme limpiar la memoria, al darme esta oportunidad de limpiar, borrar y sanar. «Gracias» es la oportunidad de mostrar

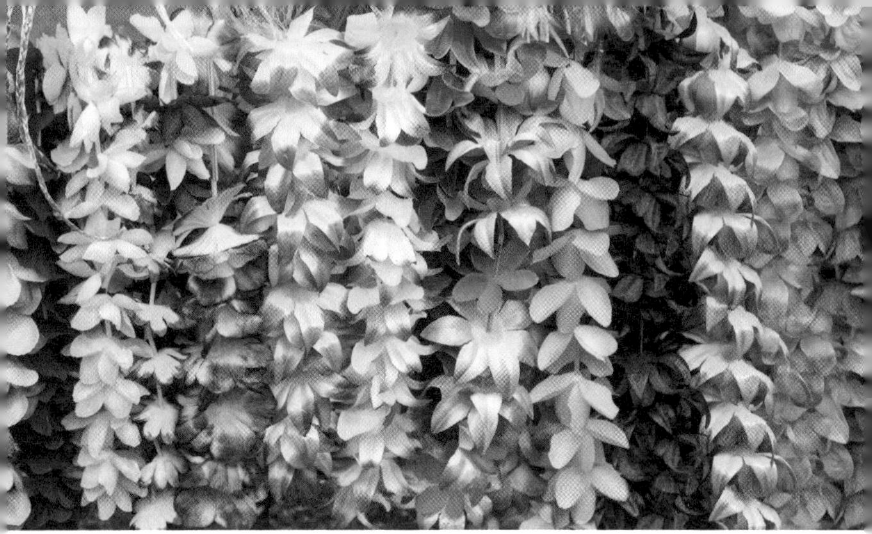

gratitud a tu ser superior y al Universo de que te permitan y te ayuden para que tus pensamientos, acciones y emociones negativas sean aclaradas.

◆ **«Te quiero»:** por ser quien eres. Te quiero a ti, mi divinidad interior. «Te quiero» puede ser emitido al Universo (la divinidad, la fuente de energía original, etc.) como una forma de gratitud. Cuando usas las palabras de esta manera es como si dijeras «Te quiero por permitirme esta experiencia en la Tierra».

¿Cuándo decir esta fórmula?

Cuando nos encontremos frente a un conflicto, una reacción violenta, un accidente, un trauma, todo lo que despierte en ti una fuerte emoción negativa.

¿Cómo decirla?

En voz alta, en voz baja o en tu interior.

¿A quién se dirige cuando la pronunciamos?

A ti mismo, a tu divinidad interior, a tus protectores, al universo, a lo divino.

¿Puede ser una frase preventiva?

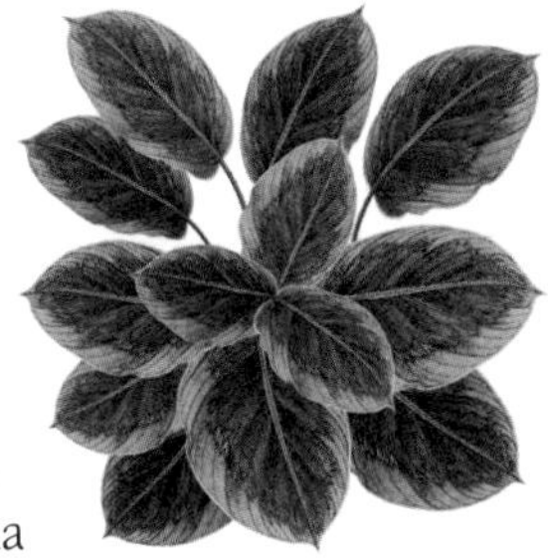

Puedes decir la fórmula: «Lo siento, perdóname, gracias, te quiero» incluso cuando no percibes un conflicto en concreto. Eso te permitirá borrar las memorias que vayan creciendo a tus espaldas. Algunas personas recitan esta fórmula como si fuera un mantra, durante un paseo, una caminata o una vuelta en bici.

¿Se puede decir durante un acontecimiento feliz?

Sí. Tienes una herramienta a tu disposición que permite a tu ego descansar y ser feliz plenamente, desde la humildad.

¿Se puede hacer Ho'oponopono delante de la tele?

Se puede hacer Ho'oponopono delante de todo lo que suscite en ti emociones negativas: sea a través de internet, el teléfono o escuchando la radio.

¿Hay que decir todos y cada uno de los elementos de la frase?

Cuando empieces a practicar Ho'oponopono, tómate tu tiempo para repetir la fórmula completa hasta que hayas integrado la sensación que se desprende de cada palabra. Después, según sientas lo mejor para ti y tu costumbre, puede bastar con que digas sólo «gracias, te quiero».

¿Qué pasa luego?

Que llega la calma. Estarás sin expectativas sobre lo que pueda pasar, porque Ho’oponopono sirve, fundamentalmente, para obtener paz interior.

¿Paz interior? todo esto, ¿para qué sirve?

Mediante la práctica constante del Ho’oponopono te vas abriendo a la inspiración y, poco a poco, vas dejando si efecto la programación que hay en tu mente subconsciente, que es la que causa todos tus problemas.

Eso te permite ir armonizando todas las áreas de tu vida, ya que al librarte de tu programación te libras de tus limitaciones. Y eso te permite alcanzar un mayor estado de paz interior, de salud, de amor, de plenitud y de prosperidad.

El Ho’oponopono te ayuda a dejar de lado el pequeño plan que tu ego tiene para ti y te anima para que aceptes protagonizar el «gran plan» que tiene para ti la divinidad, el Universo.

Limpieza, eliminación de obstáculos, e inspiración

Los practicantes de Ho’oponopono descubren enseguida el poder de las palabras. En la segunda parte del

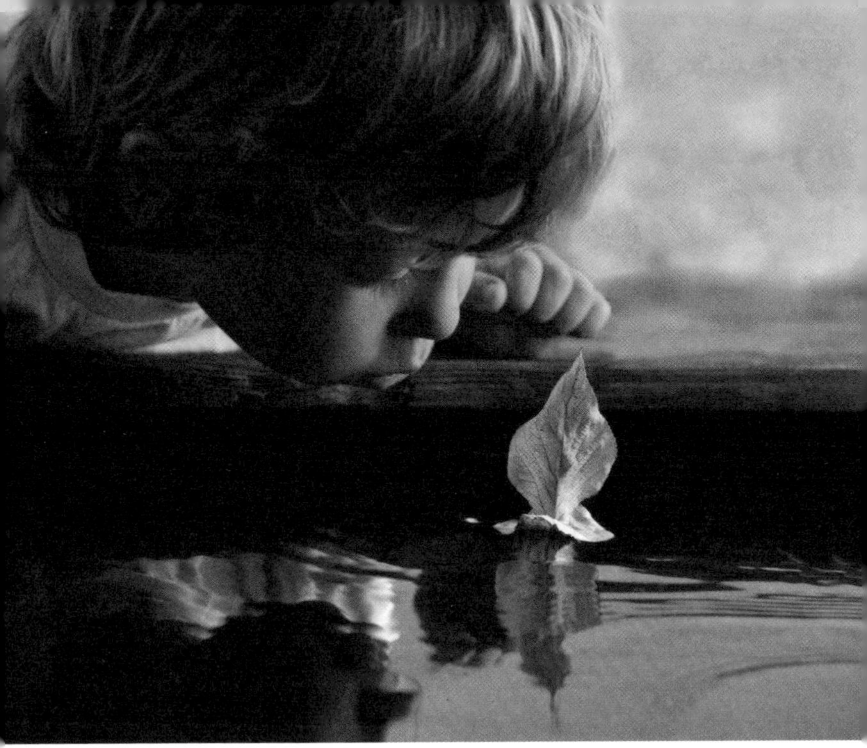

libro conoceremos más de cerca su poder para ayudar en casos concretos. Como veremos, las palabras pueden doler, pero también pueden traernos un gran bienestar, gracias a su fuerza para curar el corazón.

Con las palabras como fuente de inspiración, accederás la liberación de los obstáculos, a la posibilidad de que tus sueños y lo mejor de ti te sea revelado. Tendrás el impulso para cambiar, para abrir tus expectativas y mejorar tu vida. Para meditar sobre un pensamiento. Para disfrutar saboreando cada instante de tu vida.

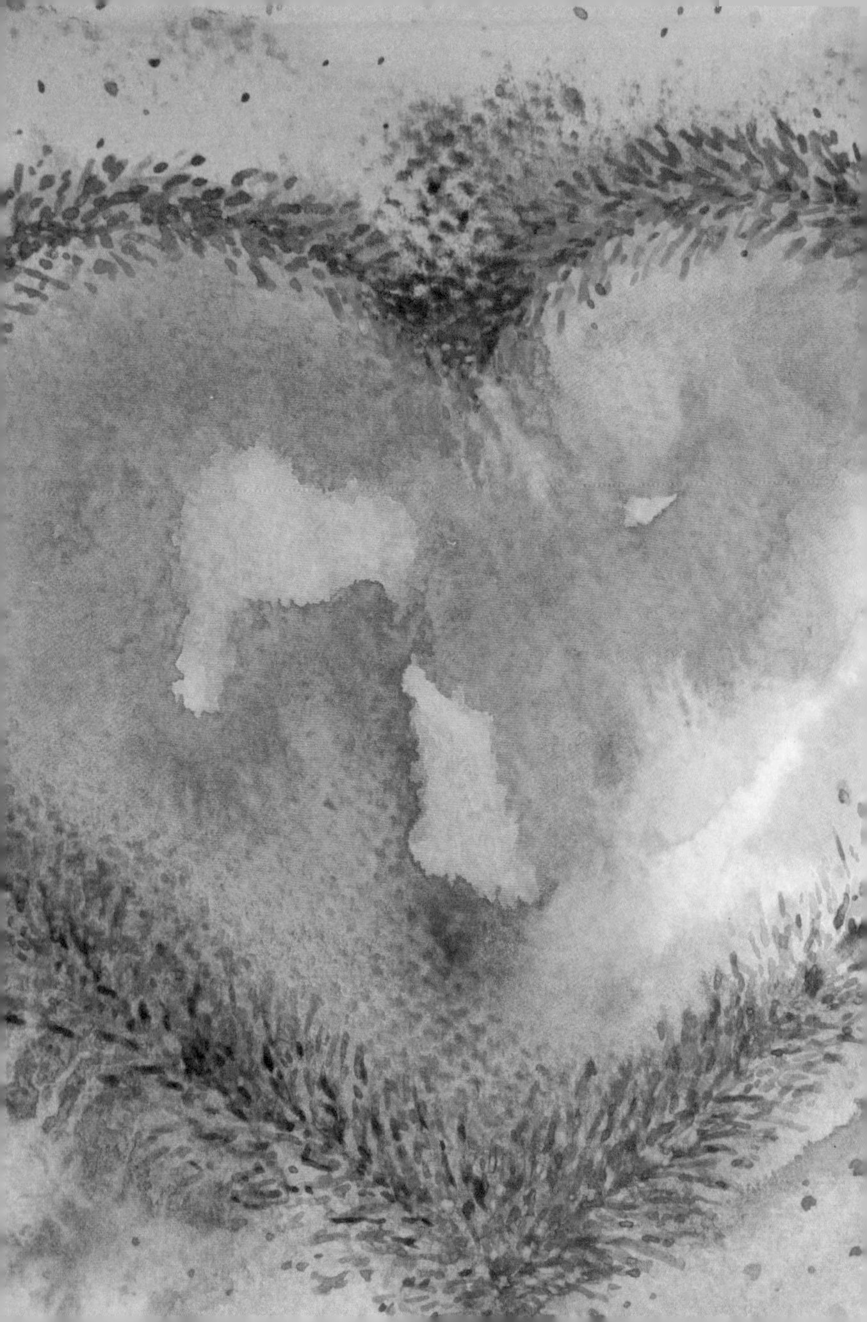

Ho'oponopono en marcha

Ho'oponopono y el juego del escondite

Cada vez más personas quieren tener una vida mejor que la tienen ahora. Están amargadas con su trabajo, tiene problemas con su pareja, están deprimidas o enfermas, no llegan a fin de mes o viven en un estado constante de carencia emocional o económica y, en definitiva, son infelices, pero a pesar de todo eso, siguen jugando al escondite con ellas mismas.

A pesar de lo infelices que son esas personas, (quizás tú seas una de ellas), se esconden detrás de todas las excusas que se les ocurren y así, una y otra vez, dejan las cosas tal y como están, sin hacer ningún cambio.

Como explica Santos Ávila, cuando éramos niños y jugábamos al escondite, el que se escondía mejor ganaba el juego, pero en la vida real no existe ningún lugar donde puedas esconderte, porque aunque te escondas de los demás y aunque trates de esconderte de todas las situaciones que te molestan y te hacen infeliz, el origen de lo que te ocurre está en ti y va contigo allí dónde tú vas.

Y precisamente de eso es de lo que se trata. De eso va el juego de la vida. El juego de la vida consiste en sanar y trascender todo aquello de lo que te escondes o, si lo prefieres, todo aquello de lo que huyes.

No puedes esconderte de lo que te ocurre, pero puedes hacer que lo que te ocurra sea mejor.

No puedes esconderte de ti mismo o de ti misma. No existe ningún escondite donde puedas ocultarte de ti, pero sí existe una fórmula para ir resolviendo todas esas cosas por las que quieres esconderte.

Esa fórmula se llama Ho'oponopono.

El mejor lugar, el mejor momento

No es casualidad que te ocurran las cosas que te ocurren, tampoco es casual que hayas nacido en un lugar concreto con una familia concreta. Siempre estás en el sitio en el que tienes que estar, porque ahí donde te encuentras tienes la oportunidad de sanar. Tu alma ha venido a sanar en esta encarnación. Y cuando la sanes, todo mejorará.

Tu programación interior, que en su mayoría has heredado de tus ancestros, es la que te hace tener problemas de pareja, problemas de dinero o problemas de cualquier tipo.

Tu alma se ofreció para tratar de resolver y de trascender toda esa programación para liberarte y liberar a tu clan familiar de una carga tan pesada, pero mientras te sigas escondiendo no sanarás ni resolverás nada.

La única forma de sanar todas las áreas de tu vida es empezando a responsabilizarte de toda esa programación interior que hay en ti y dejarla ir. Ahí es donde el Ho'oponopono puede ayudarte para que no tengas que seguir escondiéndote en un intento de huir de una vida que te hace infeliz.

En tu vida ganas al juego del escondite cuando dejas de esconderte y te decides a sanar.

¿Empezar hoy o mañana? La necesidad de ser constante

Practicar Ho'oponopono es realmente sencillo. La fórmula para aplicar la técnica es tan extremadamente sencilla como repetir, mentalmente, una o varias palabras, lo cual es algo que todo el mundo puede hacer.

Pero, ¿Es realmente tan sencilla, esta técnica?

La parte complicada de practicar Ho'oponopono no es la técnica en sí, porque repetir una o varias palabras mentalmente no tiene ningún secreto y está al alcance de todo el mundo. La parte difícil es que requiere constancia, y ahí es dónde se complica un poco la cosa.

¿Por qué hay que ser constante, al practicar? El objetivo de practicar Ho'oponopono es alcanzar un estado de paz interior, pero para lograrlo hay que acallar la voz del ego que no descansa nunca. Es por ese motivo que hay que ser constante con esta práctica, porque si no lo somos, la voz del ego sigue metiéndonos en problemas.

Los deportistas saben que para lograr estar en forma y tener éxito necesitan ser constantes con su práctica deportiva. Con el Ho'oponopono también hay que ser constante para obtener todos sus beneficios y mejorar todas las áreas de la vida.

Un poco de limpieza, un poco de responsabilidad

Practicar Ho'oponopono se conoce comúnmente como hacer una limpieza. Lo que hacemos realmente, al practicar esta técnica, es limpiar nuestra programación interior que genera sufrimiento y problemas en nuestra vida.

Un paso previo para la práctica del Ho'oponopono es asumir la responsabilidad de todo lo que está ocurriendo en nuestra vida. Y no es fácil, sobre todo al principio. Pero es importante asumir que cada uno de nosotros, y sobre todo tú, que ahora lees estas líneas, es el responsable de lo que ocurre.

Tu programación interior te ha llegado a través de la educación recibida y de la información que heredaste de tus ancestros; otra parte de tu programación tiene que ver con tus vidas pasadas, pero al margen de donde se originara dicha programación, lo cierto es que afecta a todas las decisiones que tomas y a todas las áreas de tu vida.

Con la práctica del Ho'oponopono vas borrando esa programación. Pero, como está muy arraigada, la constancia en la práctica de esta técnica ancestral hawaiana es una clave fundamental para eliminarla. Porque hay que borrar toda esa programación que genera la realidad que estás experimentando en tu vida.

Tu programación interior se activa a través de esa voz, de ahí la importancia de ser constante con la limpieza, porque si no estás practicando la limpieza significa que estás dejando vía libre a la voz de tu ego para hacerte actuar y reaccionar en base a esa programación que hay instalada en tu subconsciente. Y como resultado de ello, generas caos y problemas en tu vida.

Ho'oponopono y tu lugar en el mundo. La voz del ego

Seguramente alguna vez te habrás fijado que en tu interior hay una vocecita que no calla nunca, es la voz de tu ego. Esa vocecita siempre tiene respuestas para todo, siempre cree que lo sabe todo; cree que tiene razón y, por supuesto, cree que tiene la capacidad de predecir el futuro entre otras muchas cosas, pero lo cierto es que esa vocecita siempre está enfocada en cosas negativas o en asuntos que te generan preocupación, miedo o juicios hacia ti o hacia otras personas o situaciones.

Practicar esta técnica no va a evitar que tengas problemas, pero te ayudará a gestionarlos mejor, a resolverlos antes y a vivirlos con mayor paz interior. Además de eso, el Ho'oponopono te va guiando en acción y en pensamiento para obtener las mejores opciones disponibles que hay para ti en la vida. Practicar Ho'oponopono te llevará al sitio adecuado, en el momento adecuado, para hacer lo correcto, permitiéndote así encontrar tu lugar en el mundo.

«De pie o sentado.
Pero no dudes»

(aforismo Zen)

Dudas, preguntas y respuestas

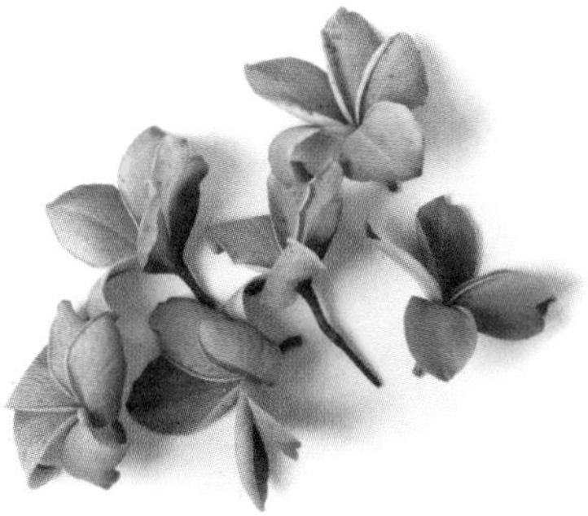

A pesar de lo sencilla que es la técnica, pueden existir dudas al practicar Ho'oponopono. Todas esas dudas son intentos de la mente racional de entender el proceso de esta práctica ancestral hawaiana de resolución de problemas.

Realmente lo más importante no es entender la técnica, sino practicarla. Pero está claro que cuando entendemos lo que estamos haciendo y resolvemos las dudas que tenemos al practicar Ho'oponopono, encontramos una mayor motivación para seguir integrando dicha técnica en nuestra vida y eso nos permite obtener los beneficios que tiene al ponerlo en marcha.

Santos Ávila, un gran profesor de Ho'oponopono, nos ayuda a responder una serie de preguntas. Recuerda que «no hay nadie ahí afuera tratando de hacerte nada, todo lo que los demás te hacen tiene que ver con tus memorias, con tu programación interna».

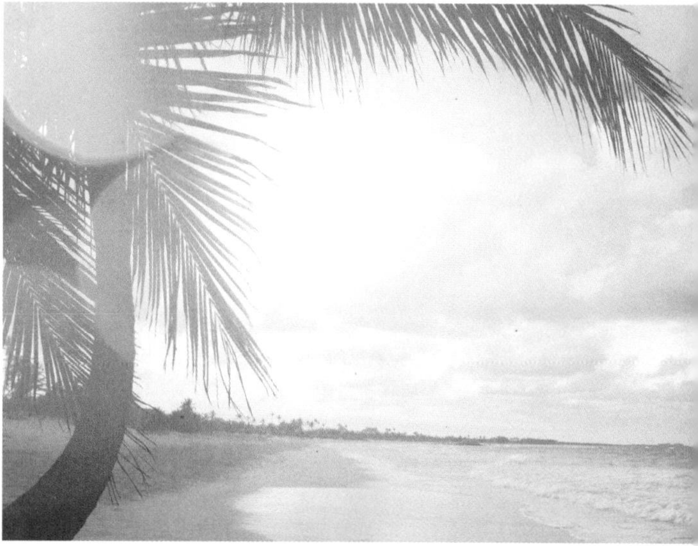

◆ ¿Por qué decimos «te amo» en vez de decir «me amo», si me lo estoy diciendo a mí?

En la práctica del Ho'oponopono lo realmente importante es acallar la voz del ego, que no para de contarnos películas. Por eso puede no ser tan importante lo que decimos, sino el proceso que se da de acallar esta voz que se ejecuta en nuestra programación interna. Y se lo decimos a nuestro niño interior, que es el que se comunica con la divinidad. Decimos «te amo» a una parte nuestra.

Además, si con el paso del tiempo aparecen otras palabras de nuestra inspiración personal, también pueden tener mucha importancia, especialmente como ayuda para hacer limpieza.

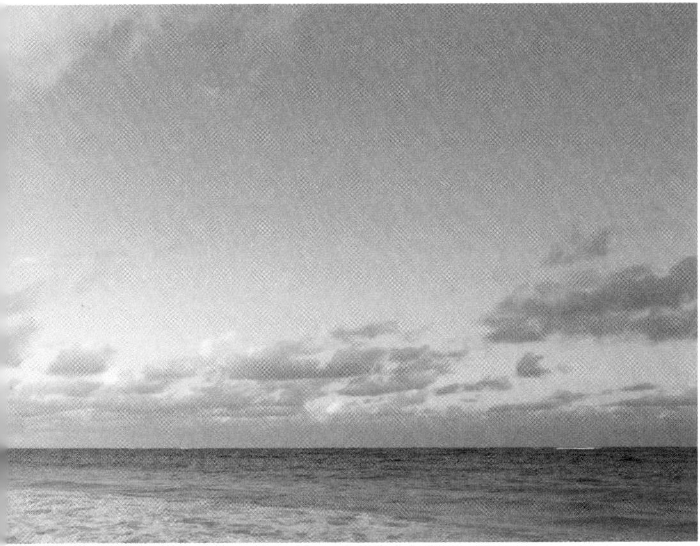

◆ **¿Se arregla todo haciendo Ho'oponopono o puedo practicar alguna otra técnica o terapia?**

El Dr. Hew Lem repite mucho lo de «cabalgar con un solo caballo». Con ello recomienda hacer sólo una técnica y no abordar un montón de ellas, porque en este caso nuestro niño interior no va a entender lo que conviene hacer cuando hay un problema o algo que sanar. De todas formas esto hay que matizarlo, porque lo que hace el Ho'oponopono es despejar el camino para que hagamos lo correcto y lo perfecto en cada momento, con lo cual podemos utilizar el Ho'oponopono como base de nuestro trabajo personal, pero eso no quita que no podamos utilizar otras técnicas o terapias cuando, a través de la inspiración, recibimos el mensaje de practicarlo.

Es decir, yo puedo practicar Ho'oponopono como base de mi trabajo personal, pero si de repente siento la inspiración de hacer una lectura de registros akásicos o una sesión de biodescodificación, u otra técnica de desarrollo personal, puedo realizarlas, sabiendo que Ho'oponopono nos va llevando poco a poco al sitio adecuado en el momento adecuado, y podemos trabajar de forma consciente con otro terapeuta. También podemos limpiar mientras recibimos la terapia o sobre la persona que la realiza.

◆ ¿Puedo pedirle lo que quiero a la Divinidad?

Pedirle a la Divinidad es decirle que sabemos más que ella. Sería hacer una petición que viene de nuestro ego; yo puedo pedir una casa más grande o un coche más bonito, o una relación de pareja concreta, pero eso lo pido desde mi memoria interna, desde mi ego, desde mi programación errónea. Puedo conseguir esa casa grande, pero eso no quiere decir que me vaya a hacer feliz. La práctica del Ho'oponopono no habla de pedir lo que queremos, sino lo que es correcto y perfecto para nosotros en cada momento.

Además, en Ho'oponopono hay que ser humilde: «no sé lo que quiero, pero sí sé que quiero ser feliz y que quiero lo mejor y lo más adecuado en cada momento».

◆ ¿Puedo dialogar con la Divinidad y preguntarle cosas?

Sí, podemos hablar y preguntarle cosas, gracias a que el proceso del Ho'oponopono nos conecta mejor con nuestra parte divina. Eso se hace a través de nuestro niño interior, sanándolo y conectándonos con esa inspiración divina.

◆ ¿Por qué me molestan tantas cosas de lo que hace mi familia?

Todo lo que nos ocurre viene de nuestra programación interior, heredada de los ancestros, de vidas pasadas, y una parte ha sido inculcada también en nuestra infancia. Tenemos unos condicionamientos, unas creencias; no es casualidad que vayamos a parar a una familia o a un entorno social concreto, porque es allí donde tenemos más cosas que sanar y con las que nos iremos encontrando, sea con la familia, los amigos o las personas que forman parte de nuestra vida o nuestro trabajo, porque probablemente tendremos bastante que sanar con ellos.

El Ho'oponopono no trata tanto la parte externa ni lo que ocurre fuera, sino dentro. Si tienes problemas con tu padre, tu madre o alguien de la familia, de lo que te tienes que ocupar es de lo está pasando dentro de ti cuando tienes esa problemática. Siempre deberemos enfocarnos en lo que estamos experimentando dentro de nosotros, porque si superamos eso, si logramos calmar esa sensación practicando Ho'oponopono, lo que hacemos es sentir paz interior, que lo que hace es generar una realidad diferente.

Y de repente ya no te enganchas en lo que está ocurriendo con tu madre o con un familiar, sino que lo que haces es gestionarlo de otra manera. Cuando no gestionamos lo que ocurre dentro de nosotros, lo que hacemos es quedar atrapados por nuestra programación interior. Si de repente tu madre te dice algo que a ti te enfada, generalmente te estás enfadando por esa información que hay dentro de ti. Tú eres capaz de sanar esa información con la práctica constante de Ho'oponopono y haciendo tu limpieza, lo que ocurre es que vas a dejar de generar afuera esa realidad y ya no serás tratado de la misma manera, o bien lo gestionarás de forma que ya no te ocurra eso que tanto te molesta.

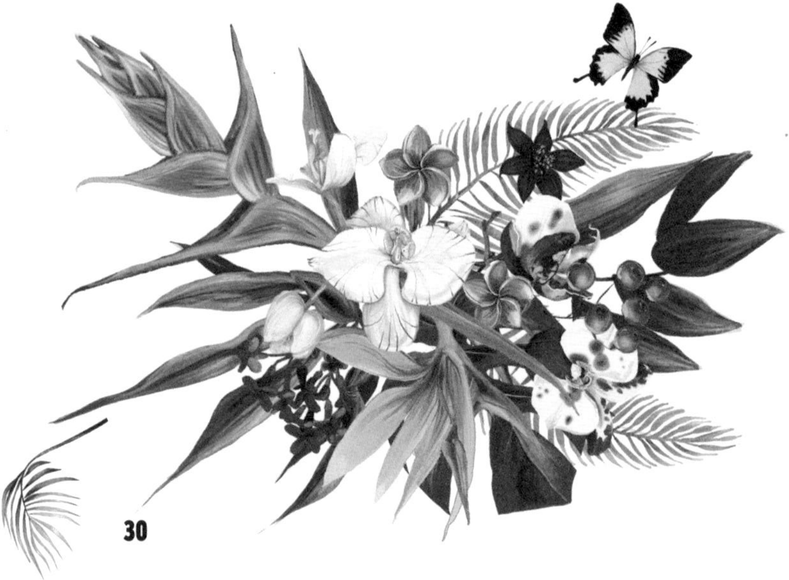

Poco a poco notarás que lo de fuera, el entorno, es mucho más armónico y está vibrando con esa información nueva que tú estás aportando desde la divinidad. Cuando sientes esa paz interior tu vida se armoniza.

◆ **Al principio de practicar Ho'oponopono notaba mucho su efecto, pero ahora siento que ha perdido efectividad, ¿a qué se debe?**

Suele ocurrir muchas veces que al principio podamos desbordarnos, porque muchas de esas informaciones y creencias limitantes y toda esa basura emocional que había dentro de nosotros empieza a salir a la superficie y podemos sentirnos como un poco agobiados, como si la vida se nos complicara un poco más de lo que estamos haciendo.

A algunas personas, si ya tienen un trabajo y una evolución personal hecha, les puede parecer que funciona de forma fácil, pero con el paso del tiempo puede dar esa sensación de que pierde efectividad. No es así, lo que ocurre es que estamos trabajando con cosas muy profundas, y se requiere tiempo para ver la efectividad de ese trabajo. En este caso conviene mirar hacia atrás y comprobar la cantidad de paz interior que estamos dando a nuestra vida.

El objetivo no es obtener un resultado concreto, sino paz interior. El resultado no es prosperidad o el amor de pareja y todo lo demás, sino que la medida es la cantidad de paz interior que soy capaz de experimentar. Y es ahí en donde empiezas a ver resultados en las diferentes áreas de tu vida, en cómo se armonizan...

◆ ¿Cuánto tiempo tarda en hacer efecto el Ho'oponopono?

Si la pregunta es sobre los resultados en lo exterior, es decir, si se aligera o resuelve un problema, la técnica Ho'oponoponono no te va a funcionar. O bien lo hará muy lentamente, porque con este enfoque estás retrasando el proceso. El objetivo del Ho'oponopono no es que se solucione nada externo en tu vida; el objetivo principal es que sientas paz interior. Y si te enfocas en lo externo, te va a ser muy difícil sentir esta paz interior.

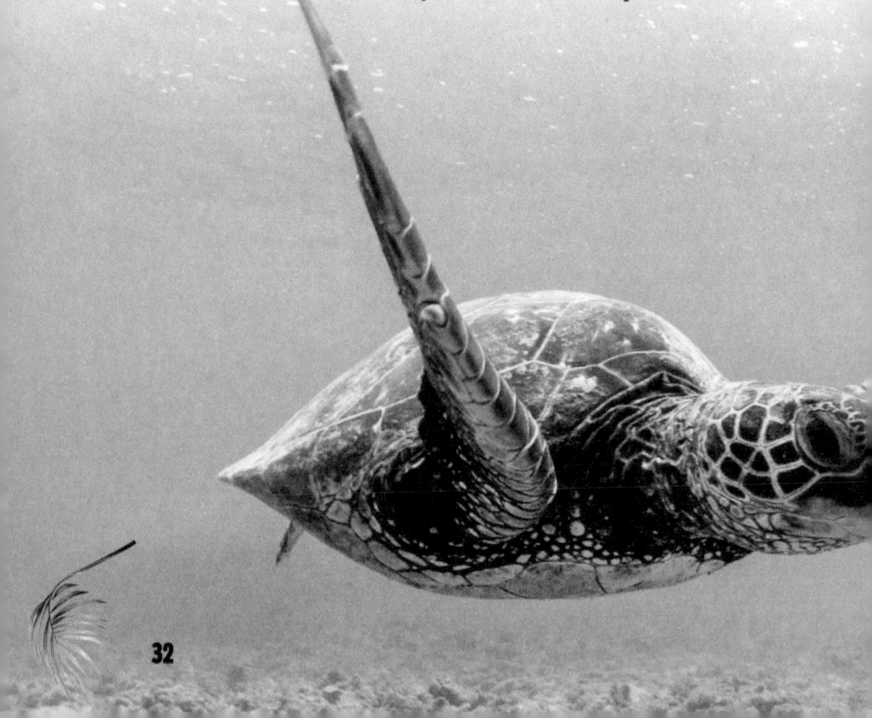

Si tienes problemas de pareja, no limpies para que se solucionen los problemas de pareja. Practica para estar en paz, incluso teniendo esos problemas. Parece tonto y dirás: «bueno, es que lo que yo quiero es precisamente resolver los problemas de pareja». Pero si te enfocas en sentir paz, ocurra lo que ocurra en tu vida externa, estarás «dando permiso» a la situación externa para que mejore, sane o cambie. O incluso aunque no cambie. El objetivo del Ho'oponopono es que tú te sientas bien, aunque muchas veces, precisamente por eso, porque nos enfocamos a nivel interno, de paz interior, aparecen después los resultados en el mundo exterior. Puede parecer incluso una paradoja o una contradicción, pero lo cierto es que funciona.

Eso no significa que no tengas que actuar. Además de la limpieza, has de seguir con tu vida, con tu trabajo… pero si lo haces desde esta paz interior, repitiendo los «gracias, te amo»… una y otra vez, verás que te va a permitir actuar y tomar decisiones de otra manera. Y es con esas decisiones con las que vas a ir resolviendo las cosas que te preocupan.

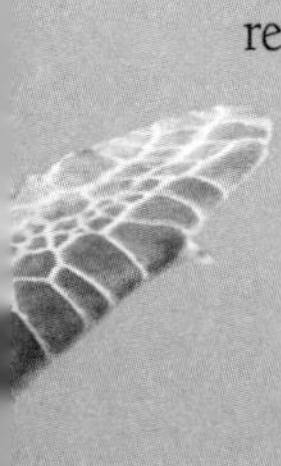

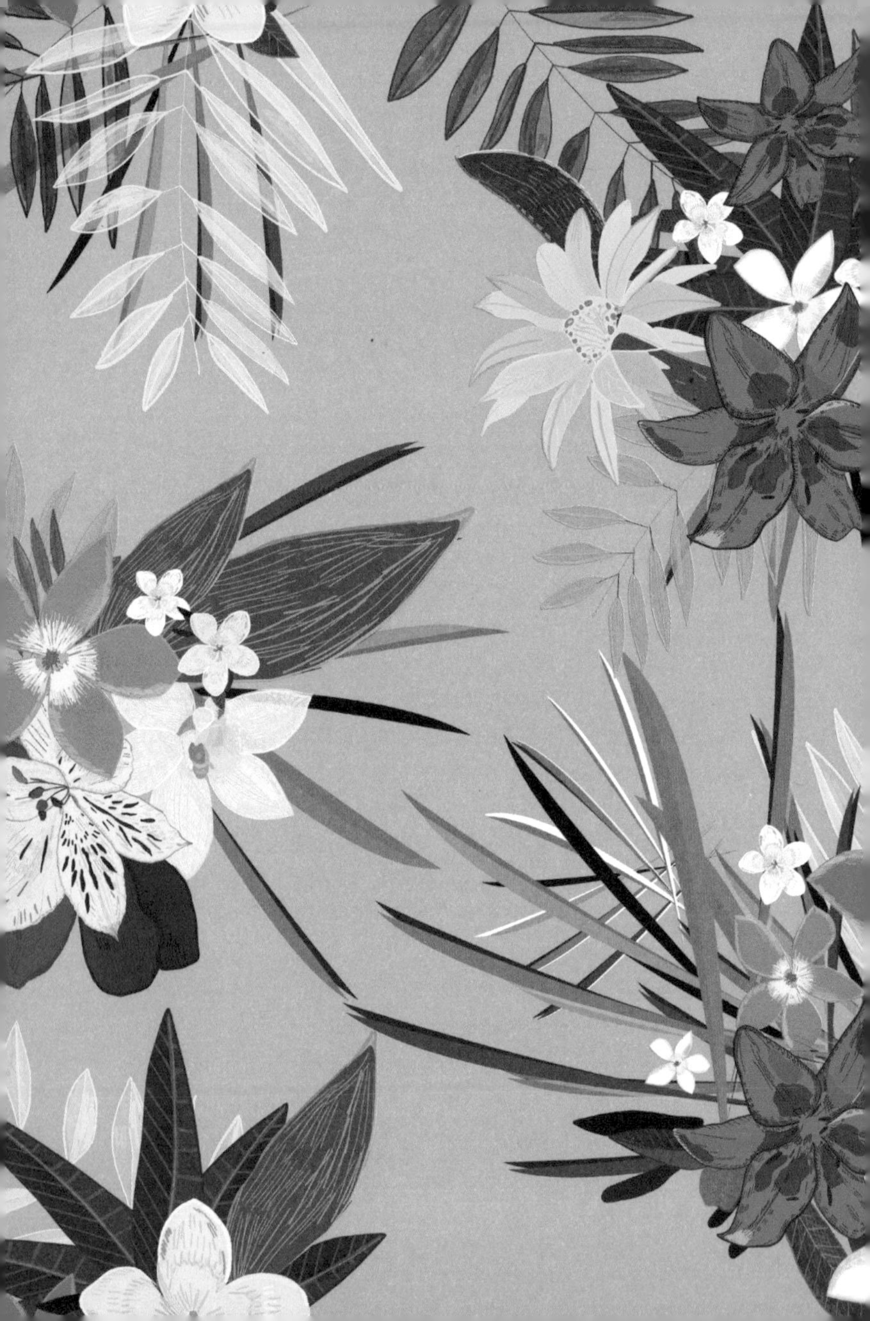

El poder de las palabras

Comprender y practicar Ho'oponopono

Cuando la vida parece descarrilarse y los eventos difíciles se acumulan, es vital reenfocar. Esto requiere determinación y perseverancia. Toda ayuda es beneficiosa, siempre y cuando esté respaldada por tu compromiso. Claramente, el verdadero trabajo de reenfoque viene de ti. Y no siempre es fácil poner en práctica unos consejos que, aunque parezcan intelectualmente relevantes, no siempre son coherentes con una vida cotidiana fallida.

La práctica del Ho'oponopono nos ayuda a descubrir que esta hazaña es posible. Como cualquier práctica, requiere comprensión y entrenamiento. Y puede que te inspiren, como a mí, esta colección de frases y aforismos de personas que han desarrollado la capacidad de trascender su propia existencia. Que han integrado en su propia realización un modo de vida basado en el respeto a los demás y que he recogido en este libro. Son frases que siguen ayudándome en este camino hasta hoy. Cada cita representa un ángulo de esta práctica ancestral. Leyéndolas regular-

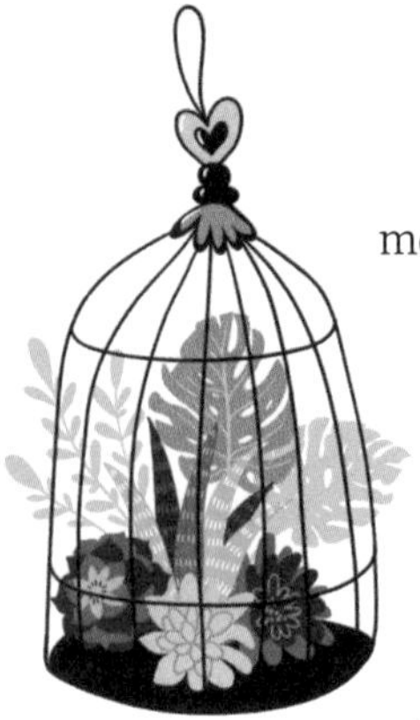

mente e integrando las explicaciones que los acompañan, encontrarás respuestas a muchas preguntas que seguramente te haces.

Autodescubrimiento

Desarrollar la paz y la alegría en la propia vida requiere la audacia de mirarse a uno mismo desde dentro. Descubrirás en este libro que tienes el coraje de dar este paso y así revelar una mejor versión de ti mismo.

Este es el camino hacia una vida plena.

Comprender quién eres y cómo funcionas es tan importante como aprender un nuevo método de desarrollo personal. La particularidad del Ho'oponopono es abrirte a un mejor conocimiento de ti mismo mientras te liberas de los conflictos y permites tu realización.

De Hawái al mundo

En los archipiélagos de Hawái, el sol y las playas de arena no eran suficientes para mantener a las tribus unidas. Así, las comunidades utilizaban un ritual de reconciliación para restablecer la armonía en caso de conflicto.

Originalmente, el Ho'oponopono se desencadenaba cuando la gente no podía salir de las disputas. El grupo se reuniría y cada persona podría expresar su visión del problema. El objetivo era avanzar hacia la disculpa y el perdón para facilitar la reconciliación. El jefe de la tribu, o chamán, dirigiría la ceremonia, que podría durar varios días.

Hoy en día, el Ho'oponopono se ha convertido en un método individual, pero el protocolo es el mismo. Uno se da cuenta de que hay un problema y luego libera las emociones perturbadoras evocando las disculpas y el perdón.

La particularidad de este método es que se recita dentro de uno mismo, en el silencio interior.

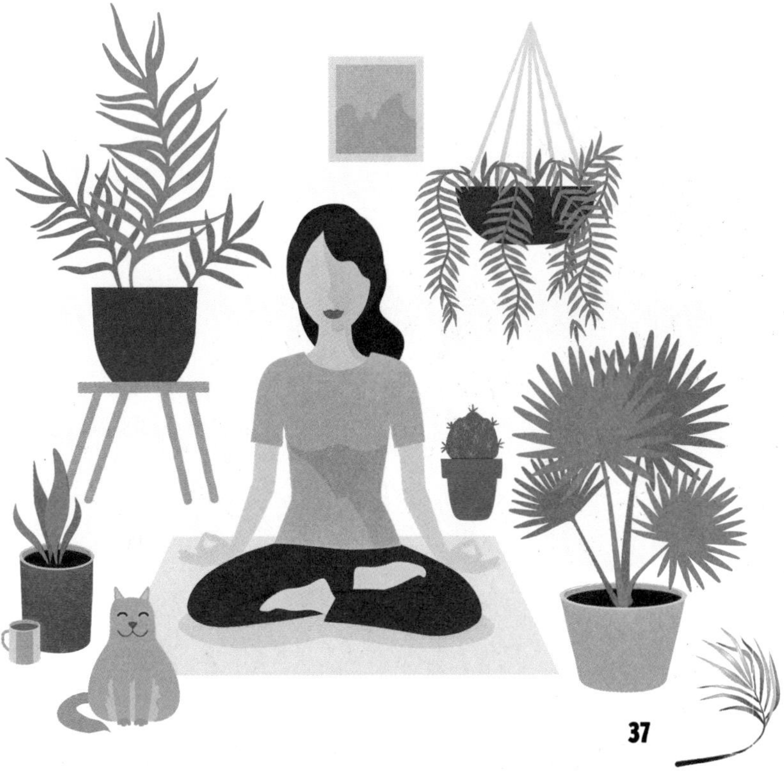

La práctica

Nadie necesita saber que estás haciendo Ho'oponopono. Es una historia que te concierne a ti, no es asunto de nadie. Es una actitud esencial, porque el objetivo es desprenderte de tu mente o de tu ego, al que le encanta controlarlo todo.

Puedes usar esta fórmula cuando estás en conflicto, cuando experimentas una emoción desagradable, cuando todo parece ir mal en tu vida, entonces trabaja desde el interior, repitiendo una y otra vez, preferiblemente en silencio: «Lo siento, perdóname, gracias, te quiero».

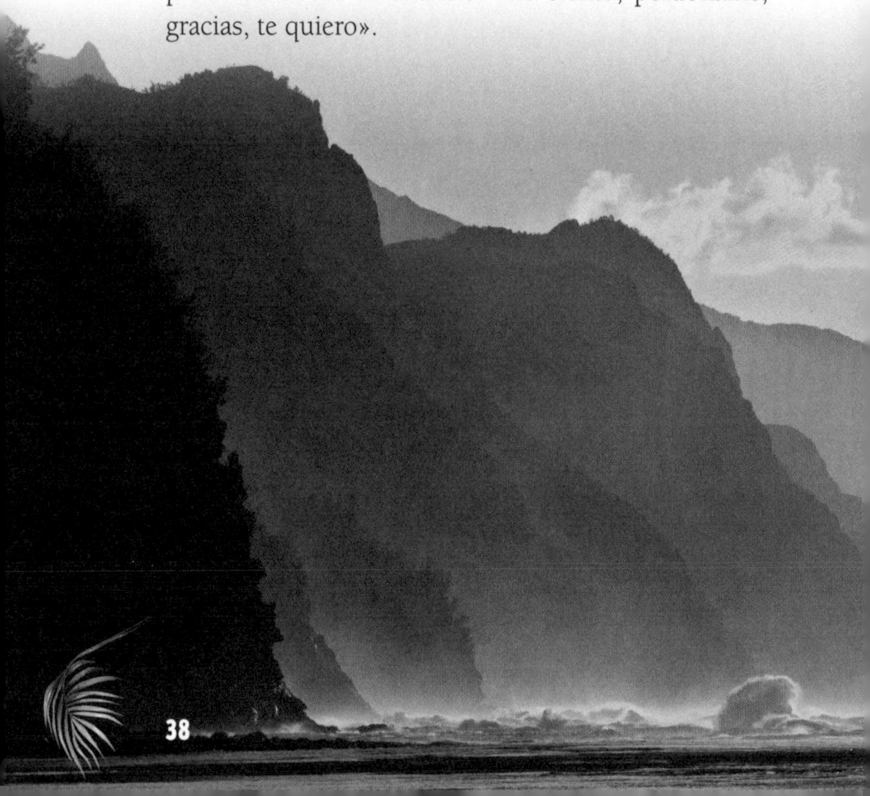

¿Por qué hacer Ho'oponopono cuando es el otro, o un suceso, lo que me hace sufrir?

Porque no puedes cambiar la situación o cambiar a la persona. Lo que está hecho está hecho. En cuanto a querer transformar a un ser querido, es cansado y sólo trae tensión. Sin embargo, cambiar tu reacción a lo que está sucediendo te libera del sufrimiento. Además, tú eres el que está sufriendo.

¿Qué ocurre cuando haces Ho'oponopono?

Repetir esta fórmula dentro de ti, mientras te sientes mal, separará tu mente de los hábitos que has adquirido durante tu vida. En lugar de seguir reflexionando sobre un sentimiento de injusticia o culpa, superas estas emociones desconectándote de la rutina del ego. Esto te libera de los recuerdos que se han convertido en una limitación.

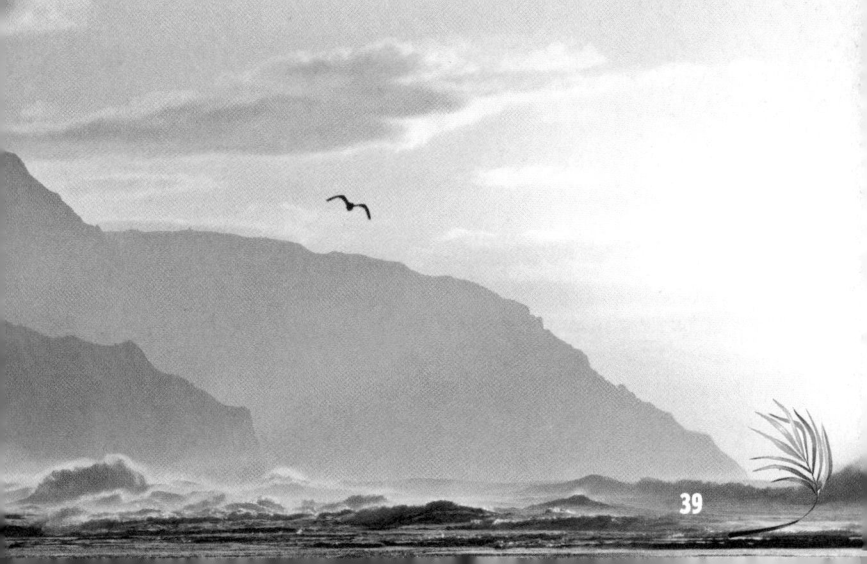

Los recuerdos. ¿Por qué liberarse de los recuerdos?

Cada uno de nosotros tiene una lista de valores que se han forjado en la infancia. Frases bien conocidas, como: "Tienes que trabajar duro" o "Tienes que sufrir para ser bella" se han convertido en tus verdades, aunque hoy sabemos que son muy poco útiles. Pero provienen de la memoria colectiva o familiar y todavía suelen servir de referencia para muchos.

Esos recuerdos fueron la base de lo que eres hoy. No son ni buenos ni malos. Pueden servir para desarrollar, por ejemplo, la constancia, la perseverancia.

Pero si cuando te encuentras con algo, con alguien o con una situación que te sacude ese recuerdo y te impide seguir adelante, entonces de enfadas, te entristeces o te frustras. Es cuando estas emociones toman el control, y tú actúas a través de ellas.

¿Por qué es negativo actuar sobre tus recuerdos?

Mientras seas feliz en tu vida y te sientas cómodo en tus acciones diarias, tus recuerdos deben ser preservados. Pero por otro lado, en cuanto se tiene la impresión de ser una víctima del destino, es una señal de que ha llegado el momento de liberarse de los recuerdos que sustentan este sentimiento. El hecho de seguir siendo una víctima refuerza el estancamiento y la infelicidad. Al liberarte de los miedos que refuerzan este estatus, te conviertes en un actor de su propia existencia. Vuelves a ser el auténtico protagonista de ti mismo.

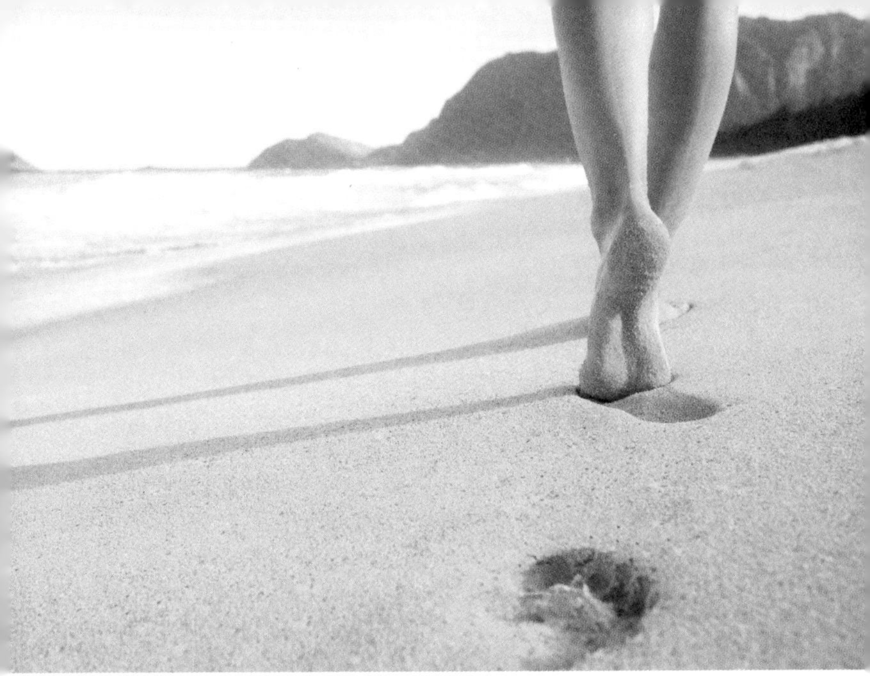

¿Cómo funciona esto en la práctica?

Acabas de tener una discusión con un pariente o colega. Sientes una emoción desagradable, es sobre esta emoción que lanzas la fórmula: «Lo siento, perdóname, gracias, te quiero» en silencio y dentro de ti, hasta que te sientas más cómodo o tu respiración se calme. Entonces observa lo que pasa dentro de ti. Eso es todo lo que tienes que hacer.

¿Qué resultado puedo esperar de esta práctica?

Es esencial no esperar nada a cambio. Si después de la discusión empiezas a hacer Ho'oponopono esperando que la otra persona venga y se disculpe y eso no sucede, entonces agregarás frustración a la ira o a la tristeza que se desencadenó anteriormente. Empieza la fórmula y escucha dentro de ti.

¿Qué pasa entonces?

Al repetir la fórmula, limpias tu mente de pensamientos negativos y liberas los recuerdos que los alimentan. No es necesario ser consciente de la memoria que se libera. Lo importante es sacar el "bla-bla-bla" de la mente. Descubres, detrás de los miedos que se han activado y luego se han barrido, un espacio de paz.

¿Espacio de paz?

Cada uno de nosotros está compuesto por la mente (ego), un cuerpo y lo que podemos llamar el "Yo Pro-

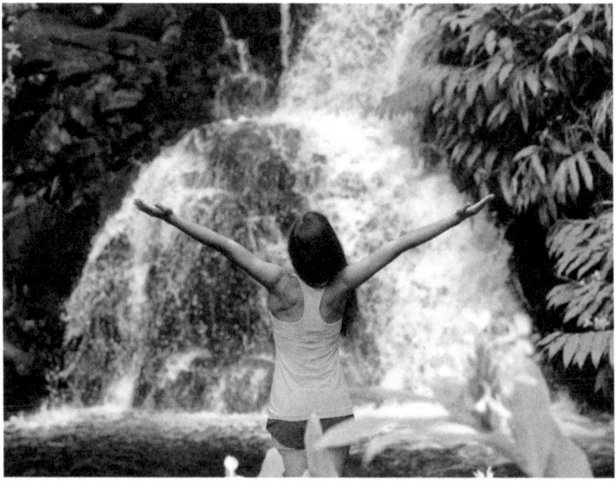

fundo". Este último es accesible en todo momento y reside en cada uno. Es audible cuando limpiamos los recuerdos y los miedos. Algunos lo llaman «ser superior», «alma», «divinidad interior», como quiera que lo llamen. Es tu naturaleza interna la que conoce las mejores soluciones a tus problemas. Los científicos y los genios lo llaman «inspiración».

¿Cuál es el propósito del «Yo Profundo»?

Es tu fundamento y tu parte eterna, con la peculiaridad de estar en paz. El Ho'oponopono permite reconectarte a él mientras estás en conflicto. Como tu ser interior reside en la serenidad, te da acceso a soluciones relevantes y efectivas. Estas soluciones desaparecen mientras estás luchando con los miedos del ego, es decir, con las emociones desagradables. Limpia estos miedos con Ho'oponopono y podrás escuchar las soluciones del Yo Profundo.

¿Cuál es el resultado de esta práctica?

Lo que sucede con la práctica del Ho'oponopono es que tu forma de reaccionar cambia. Tu actitud cambia, y también tu existencia. Las tensiones están cada vez más lejos, cada vez menos presentes y se establece la fluidez. Tus proyectos se ponen en marcha, las relaciones se calman, y la confianza llega. Por supuesto, los problemas siguen ahí, pero tu actitud hacia ellos será más ligera y más flexible, lo cual facilita su solución.

7 frases del Ho'oponopono que

Estas otras frases también pueden ser de ayuda:

1. **«Universo, ayúdame a limpiar de mí todo lo que está contribuyendo a que aparezca este problema».** Se recomienda en caso de enfermedad, dificultades económicas o conflictos laborales, entre otras situaciones.

2. **«Queridos recuerdos, os amo. Y agradezco la oportunidad de liberaros, a vosotros y a mí».** Cuando nos sentimos agobiados por la repetición de recuerdos tristes o relacionados con un problema.

3. **«Te amo, y si desperté en ti sentimientos hostiles o de enemistad, lo siento y te pido perdón. ¡Gracias!».** Puede aplicarse para mejorar vínculos.

4. **«Llovizna, llovizna, llovizna».** Para trabajar situaciones relacionadas con la carencia de dinero o sustento y borrar miedos o recuerdos que tienen que ver con dificultades económicas. La lluvia siempre estuvo

relacionada tradicionalmente con la abundancia. Una lluvia generosa y equilibrada es sinónimo de prosperidad.

5. **«Hojas de otoño».** El sentido de esta frase es de ayuda a dejar ir o borrar pensamientos de apego a las cosas, personas o situaciones que ya no tienen lugar en nosotros, pero que de todos modos seguimos manteniendo y es necesario soltar.

6. **«Flores de primavera».** Recomendada para momentos de duda e inseguridad sobre el dinero, cuando los ingresos no alcanzan o no surgen las oportunidades laborales suficientes.

7. **«Hu».** Es una palabra de limpieza de gran alcance. Brinda paz y ayuda espiritual.

Estas frases o palabras no son afirmaciones, aunque se parezcan. Ayudan al proceso de limpieza, borrado o eliminación de memorias.

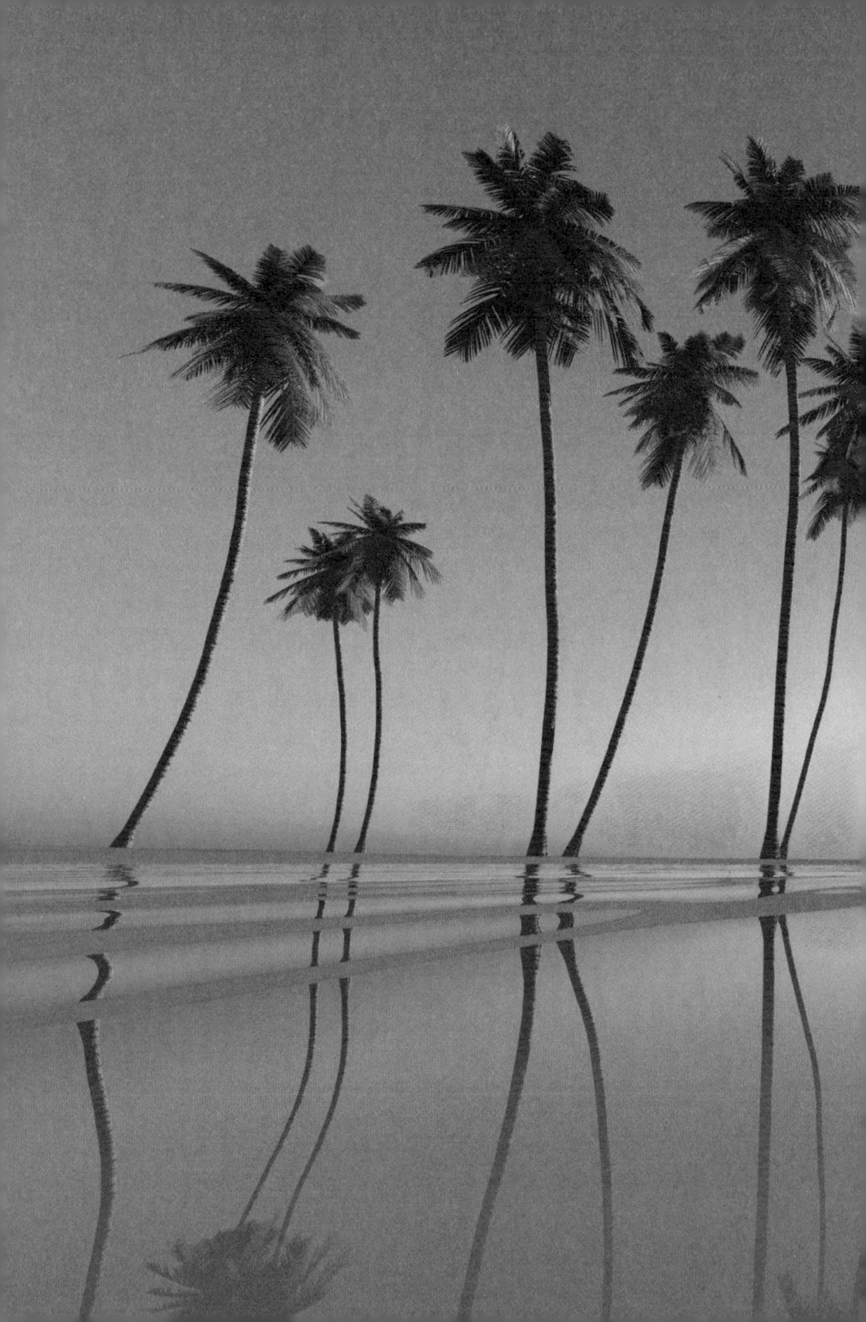

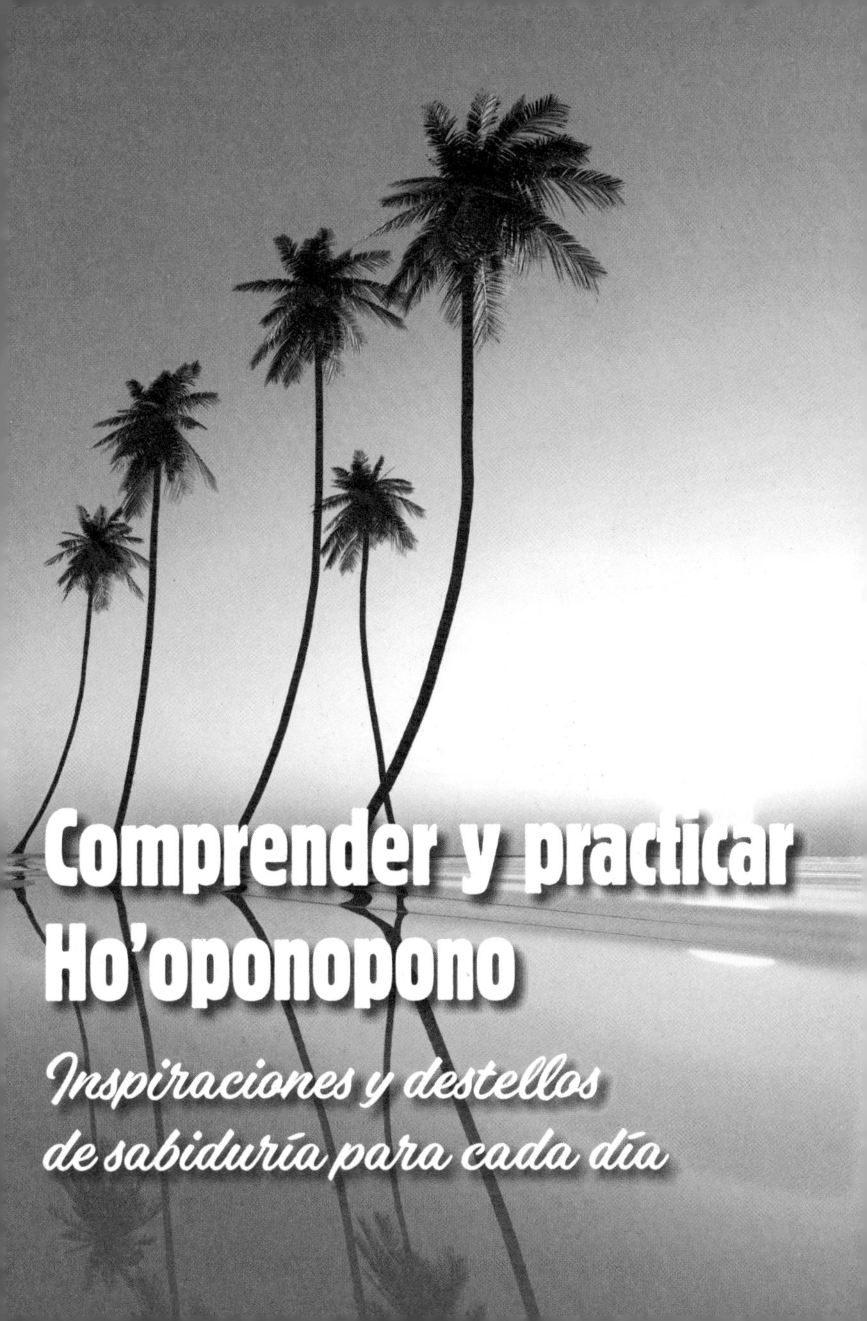
Comprender y practicar
Ho'oponopono
Inspiraciones y destellos
de sabiduría para cada día

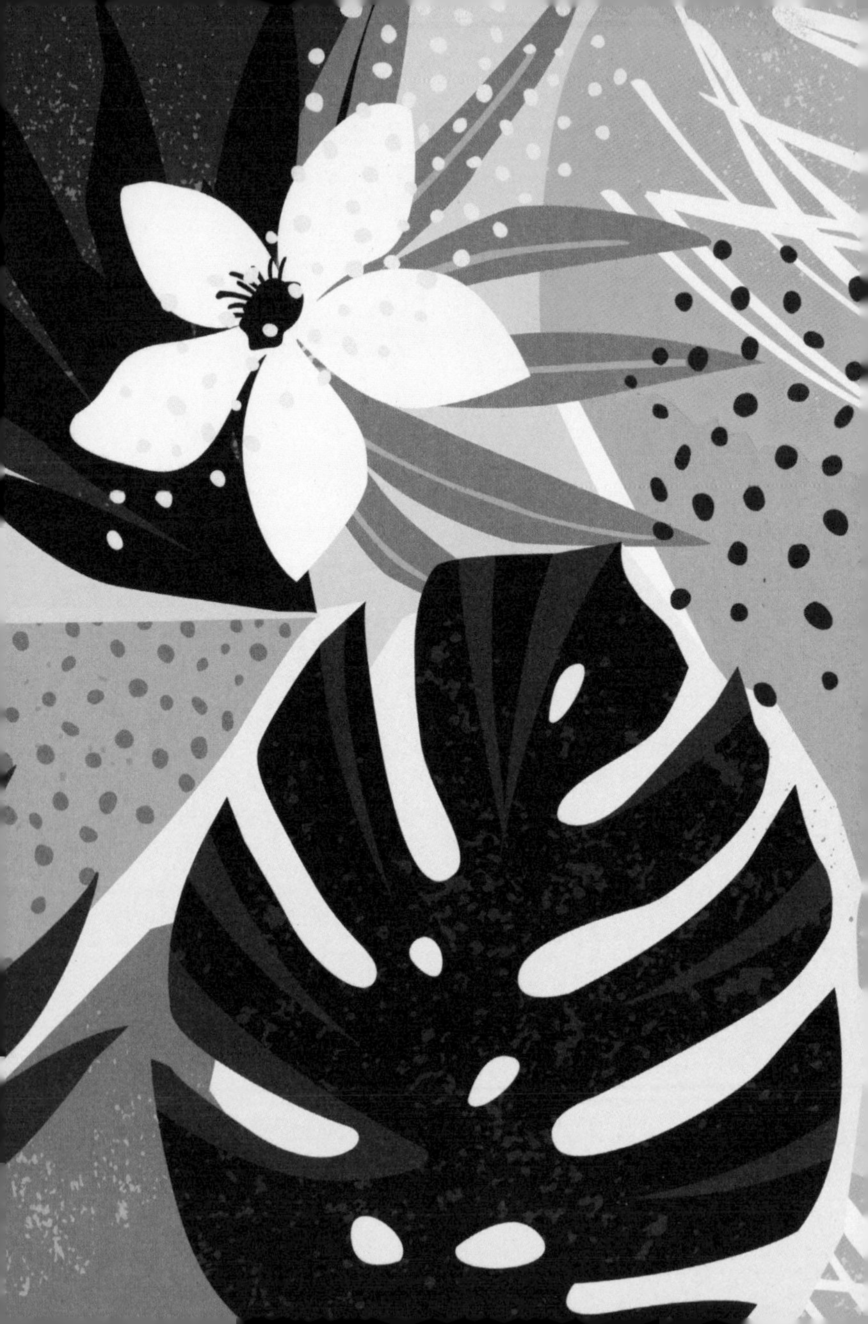

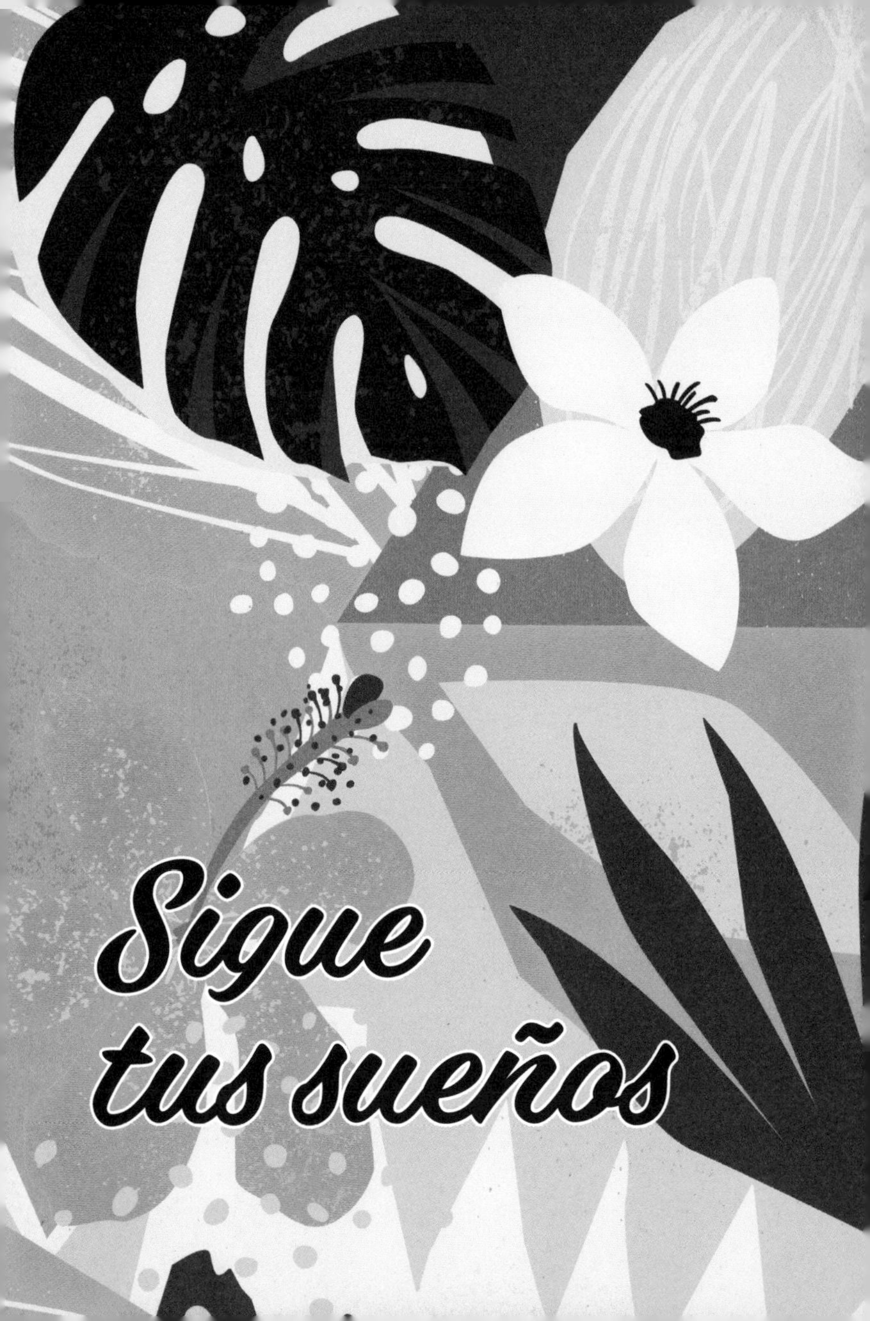
Sigue
tus sueños

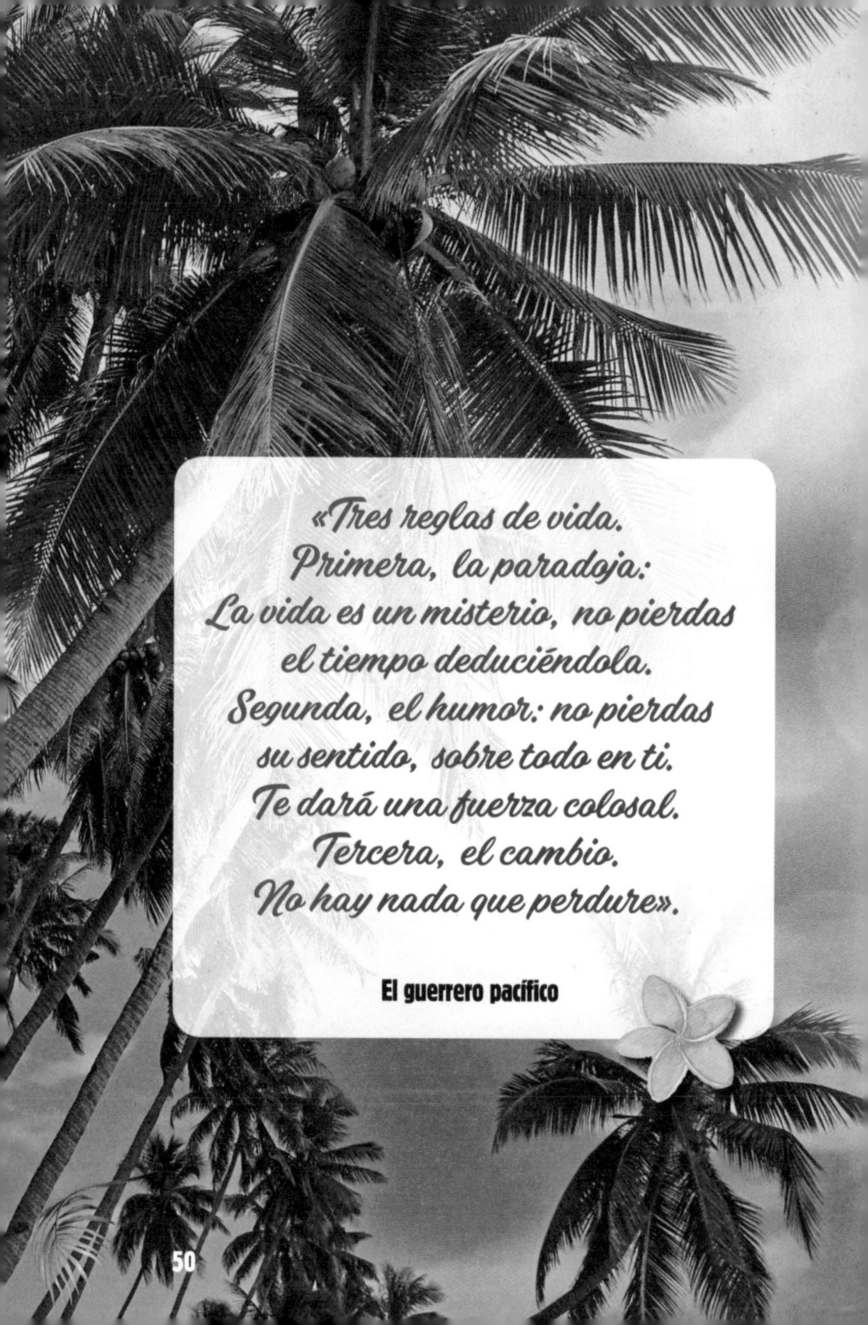

«Tres reglas de vida.
Primera, la paradoja:
La vida es un misterio, no pierdas
el tiempo deduciéndola.
Segunda, el humor: no pierdas
su sentido, sobre todo en ti.
Te dará una fuerza colosal.
Tercera, el cambio.
No hay nada que perdure».

El guerrero pacífico

Cambio

Ser capaz de cambiar es nuestra mayor libertad. Cada adulto tiene la oportunidad de romper las barreras erigidas desde la infancia. Es una libertad que posee todo el mundo. No depende de los demás, de lo que piensen de ti, o de tu miedo a decepcionarlos.

Puede ser que creas que has de cuidar a los demás antes que a ti mismo, o que la familia es un impedimento para que puedas hacer lo que más te gusta. Excusas. Se trata de pensamientos que convertimos en recuerdos. Y tu libertad te permite decidir si guardas o no esos recuerdos. Es tu elección.

«La libertad incluye la habilidad de comenzar, por tu cuenta, una serie de cambios», escribió Emmanuel Kant. Cuando te decidas a practicar el Ho'oponopono con regularidad, el cambio llegará.

Introspección

Todos podemos descubrir nuestro potencial secreto: sólo está un poco escondido. Yo descubrí mi potencial practicando la introspección. El miedo al vacío me mantuvo alejada de él hasta que experimenté mi vida interior. No hablo de entrar en contacto con el bla-bla-bla de la mente, sino de cruzar la barrera del ego para descubrir que una multitud de posibilidades se encuentran en lo profundo de mi ser en absoluta calma. Y es que la verdadera vida tiene lugar en nuestro interior.

Cuando me digo a mí misma que no tengo suficiente reconocimiento, dinero o amor, sé que estoy esperando algo del exterior. Esto genera un sentimiento de carencia y despierta viejos temores. El retorno a este espacio interior se hace usando las cuatro palabras de sabiduría del Ho'oponopono. Con ellas nos liberamos de los miedos y nos acercamos a la serenidad del yo profundo. Allí encontraremos calma, inspiración y soluciones ideales. Son la respuesta.

Cada momento es un regalo de la vida. Saborear el momento, vivir de instante en instante, nos acerca a una vida en plenitud.

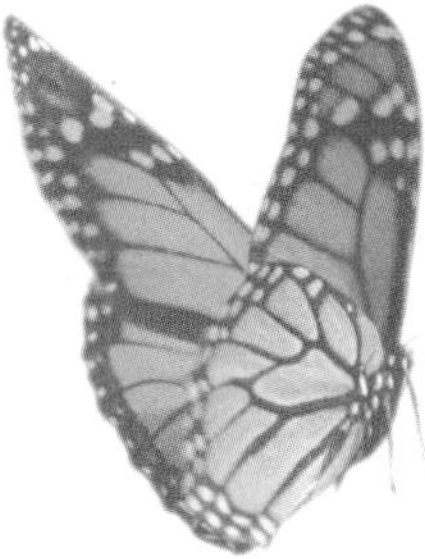

«Para ser feliz
de verdad hay que comprender
la vida y la muerte y tener una
naturaleza afectuosa, indulgente, espiritual.
La introspección, la meditación, la práctica
del amor, la bondad y la caridad son algunos
de los pasos que hay que dar en ese camino.
Perdonarse a uno mismo y perdonar
a los demás, practicar la no violencia
y hacer buenas acciones, trabajar para
eliminar la rabia, el miedo, la codicia,
el egocentrismo y el falso orgullo
son otros».

Brian Weiss

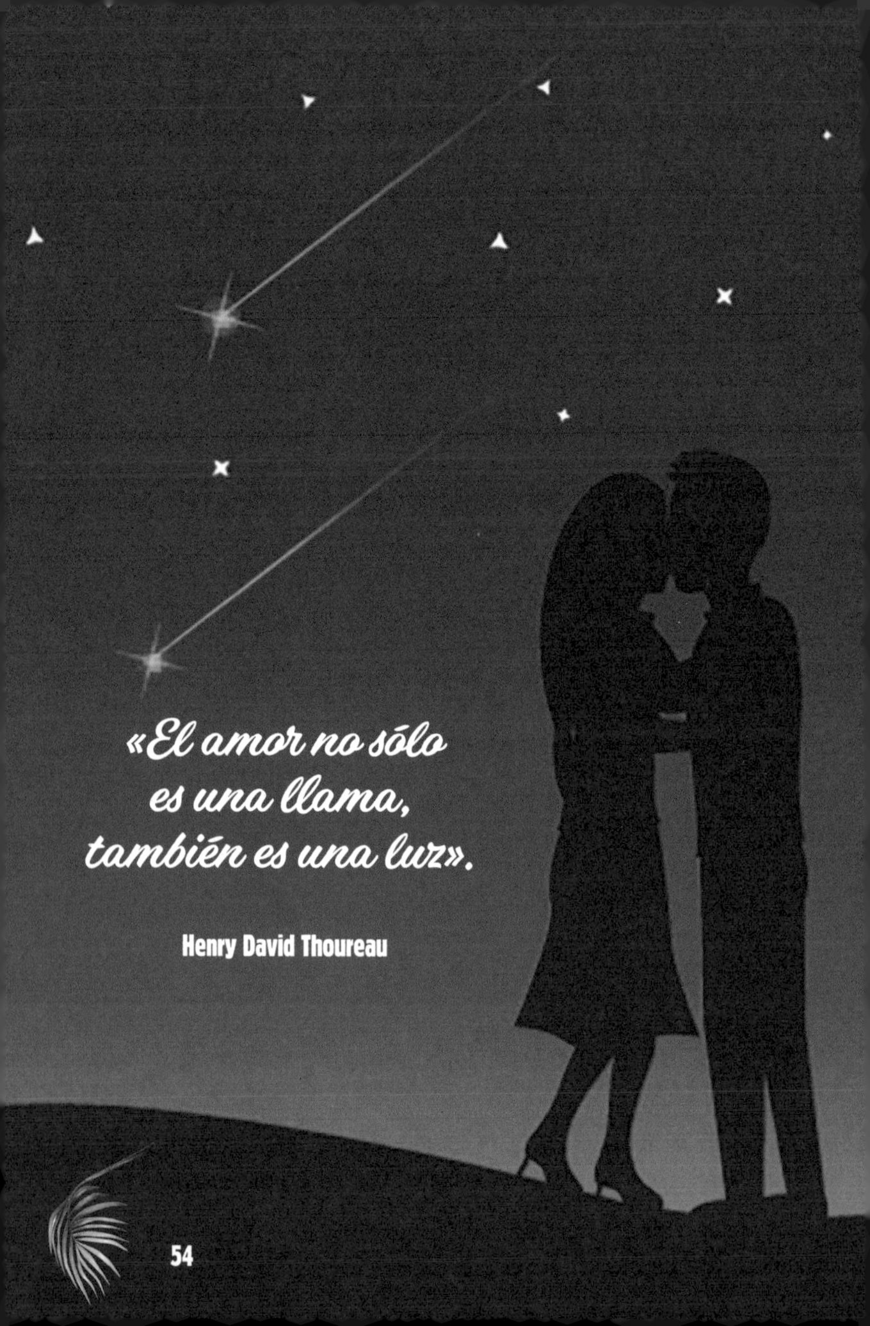

«El amor no sólo es una llama, también es una luz».

Henry David Thoureau

Amor

Reconoces una mesa porque has visto una mesa antes. Lo mismo ocurre con las emociones. Cuando reconoces los celos, la ira, la tristeza en el otro, es porque tú también has experimentado estas emociones.

«Amar es reconocerse en el otro», escribió Eckhart Tolle. Este reconocimiento nos permite comprender que cada uno de nosotros tiene una visión del otro a través de sus propias experiencias.

El otro nos remite tanto a lo que nos molesta como a lo que apreciamos en nosotros mismos. Así, el otro nos devuelve a nuestros propios defectos o cualidades. Al amar al otro como él es, con sus imperfecciones y dudas, entramos en la compasión.

Tu yo más profundo

La voz que susurra: «no eres lo suficientemente inteligente porque no has estudiado lo suficiente» o, por el contrario, «soy más inteligente porque fui a grandes escuelas» viene del ego. Basa sus pensamientos en creencias que no cuestiona. En palabras de Krishnamurti, «la persona ignorante no es quien carece de erudición, sino quien no se conoce a sí mismo».

Conviene tener en cuenta al ego o yo profundo. Ignorarlo es perder lo que eres. Conocerse a sí mismo es mirar todos los lados de la personalidad. El lado oscuro, el ego, y el lado brillante, el yo profundo. Integrar estos aspectos para mejorar lo que le perturba y le causa problemas en su existencia es un verdadero proceso de aprendizaje. El Ho'oponopono es ideal para dar un paso atrás y evitar ser crítico. Entras en una observación benévola.

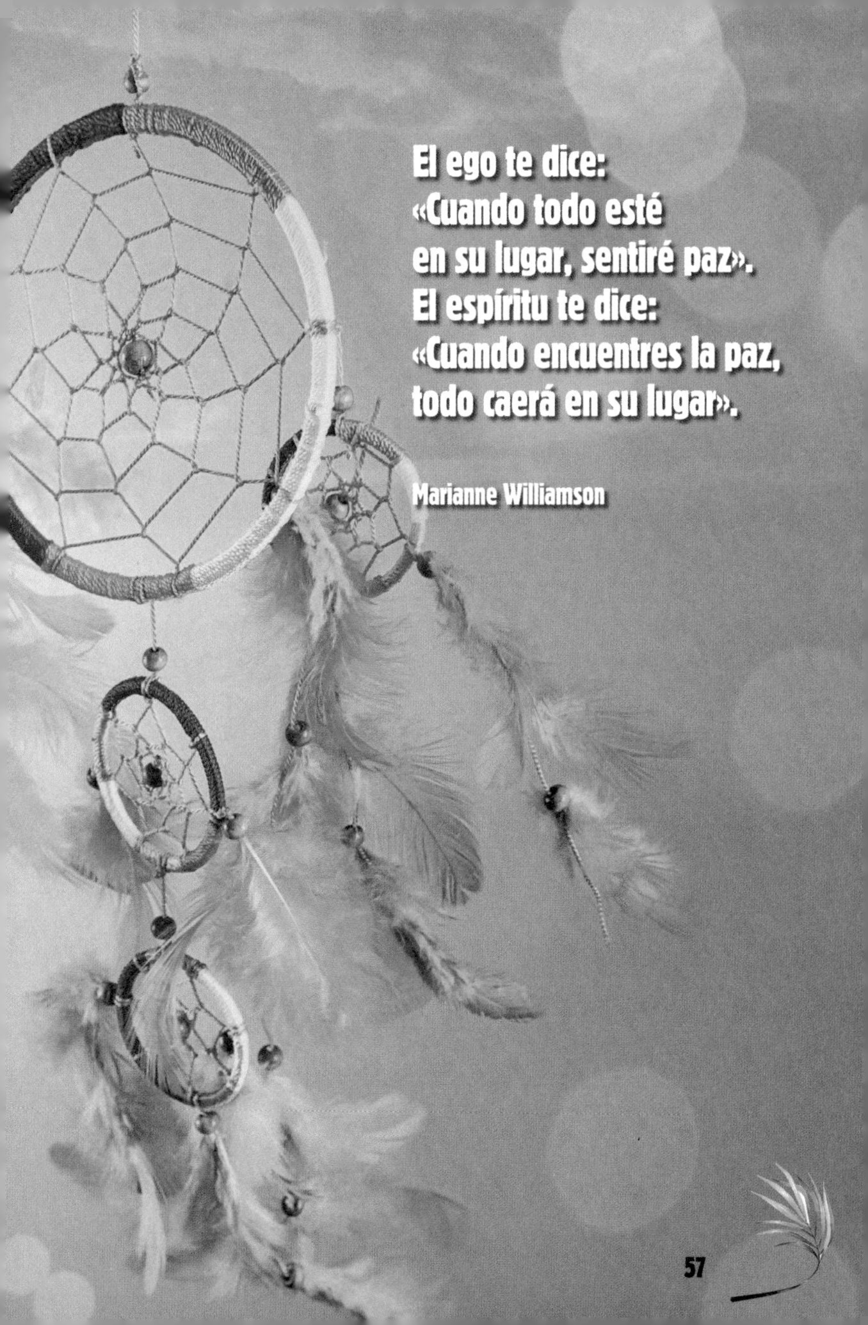
El ego te dice:
«Cuando todo esté
en su lugar, sentiré paz».
El espíritu te dice:
«Cuando encuentres la paz,
todo caerá en su lugar».
Marianne Williamson

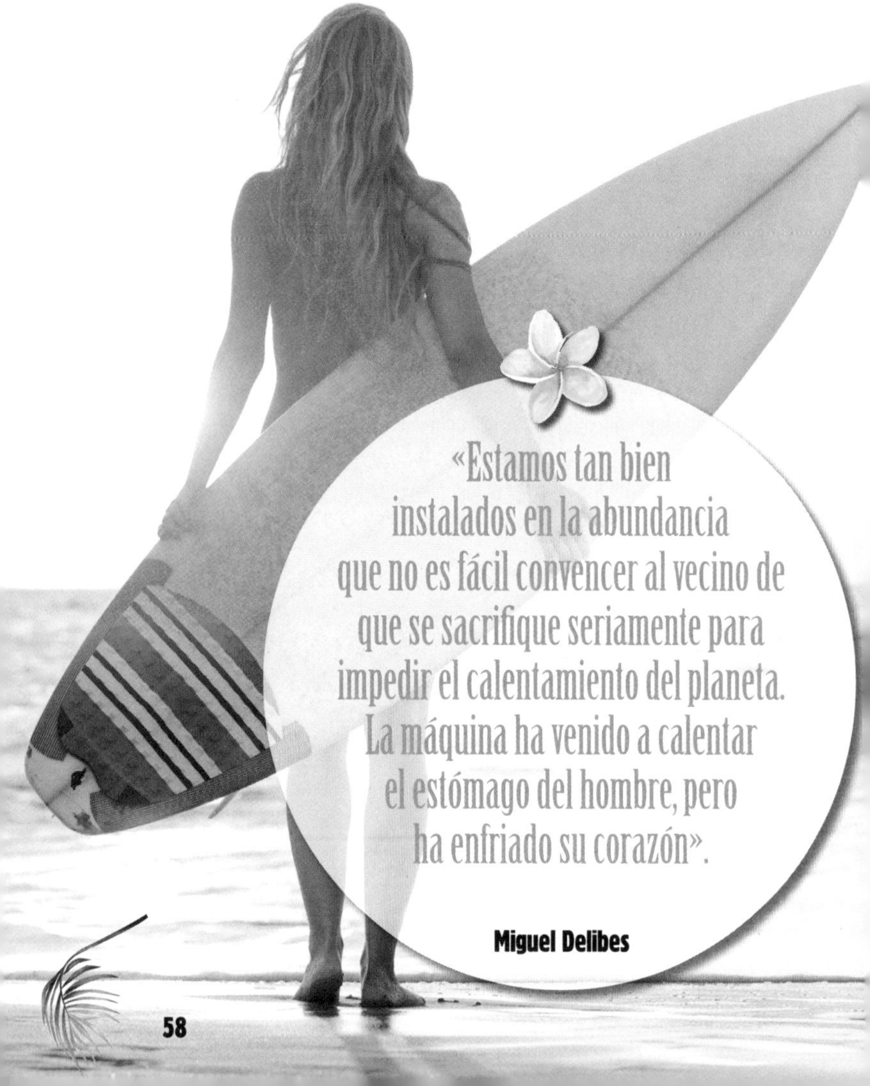

«Estamos tan bien
instalados en la abundancia
que no es fácil convencer al vecino de
que se sacrifique seriamente para
impedir el calentamiento del planeta.
La máquina ha venido a calentar
el estómago del hombre, pero
ha enfriado su corazón».

Miguel Delibes

Abundancia

Para participar de la abundancia que nos rodea, primero la tenemos que hacer presente en nuestra conciencia. Vivir en abundancia es saber que tenemos todo lo que se necesita para ser felices, y también para ser capaces de celebrar cada momento de la vida en la Tierra

Vale la pena mirar los signos de abundancia que aparecen en la vida diaria para descubrir el vaso medio lleno... de vida.

Tanto si caen rayos y truenos, o nieva o llueve a cántaros, cerca de ti hay un comercio lleno de frutas y verduras, o puedes escuchar las risas de los niños al final de la escuela, o te encuentras con una moneda en el suelo: todo representa la abundancia. Sólo tienes que fijarte en eso para cambiar tu atención. Las malas noticias siempre estarán ahí, pero no serán lo más relevante del día.

Y si el pesimismo y la duda regresan, recuerda el mantra hawaiano en silencio y dentro de ti, y celebra la abundancia reconociéndolo cada día.

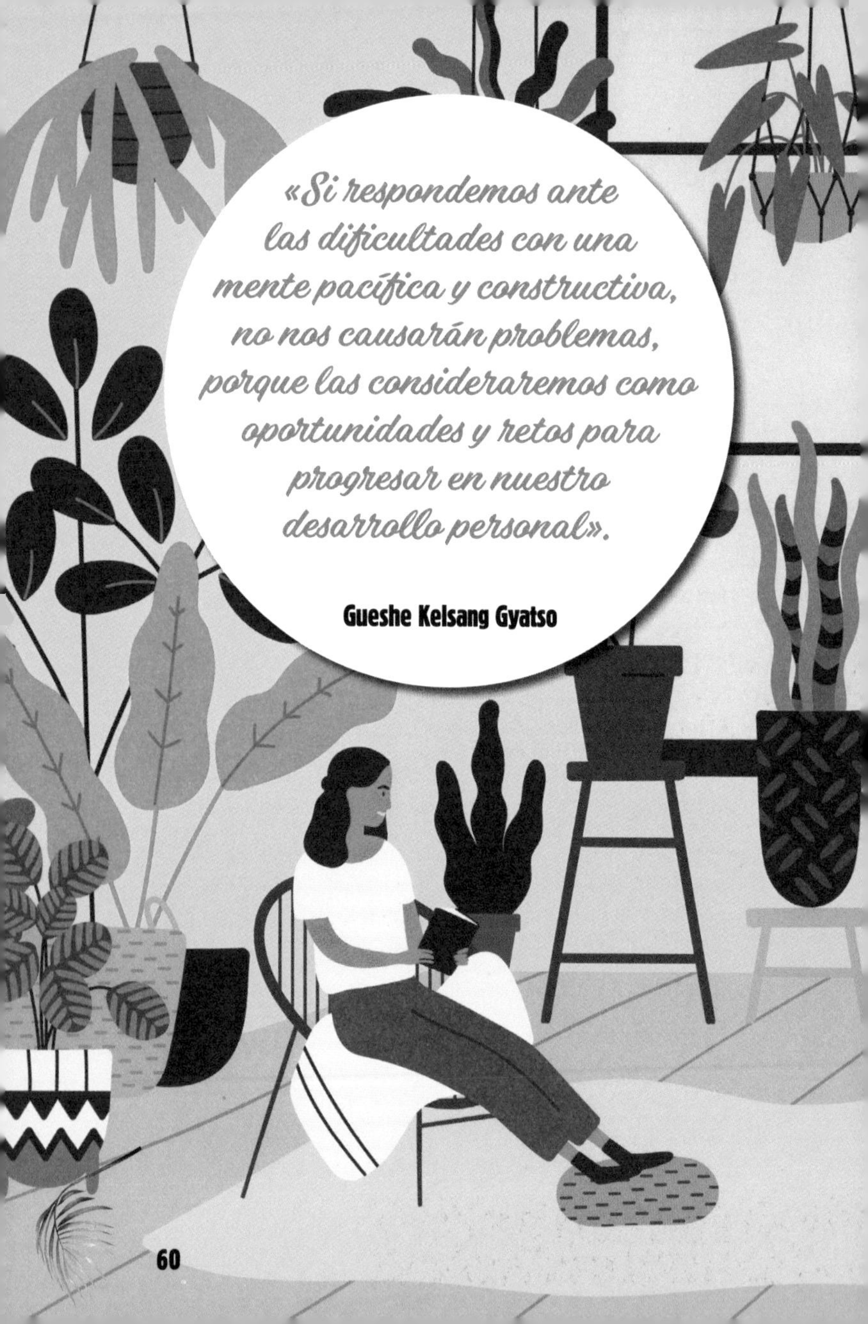

«Si respondemos ante las dificultades con una mente pacífica y constructiva, no nos causarán problemas, porque las consideraremos como oportunidades y retos para progresar en nuestro desarrollo personal».

Gueshe Kelsang Gyatso

Crecer

La responsabilidad se confunde a menudo con el desarrollo material de la propia existencia. Por ejemplo, trabajar para que tengamos suficiente dinero en la familia y pagar la educación de los hijos. Sin embargo, solemos confundir el crecimiento y sus cifras con el verdadero desarrollo personal.

Ser responsable de la propia vida también significa mirar la forma en que uno trata la vida cotidiana y reconocer que cada sufrimiento es una señal para cambiar la forma de pensar y actuar de uno.

«Crezco espiritualmente cuando acepto la responsabilidad de mi vida», decía Louise Hay. En vez de la idea de sacrificio que consume tu vida, ir a trabajar con la alegría de hacer lo mejor posible te permite compartir una energía completamente diferente para ti y los que te rodean.

Esta responsabilidad está ahí, en el lado espiritual de tu existencia. Se trate del amor, la alegría, el respeto y la benevolencia que quieras repartir a tu alrededor.

La satisfacción

Observa las mascotas. Su presencia, centrada por completo en el momento presente, es un modelo para los seres humanos. A los animales les gusta que les den de comer, que les acaricien, que jueguen con ellos o que corran por ahí. Viven cada momento como si fuera el primero y el último. Conscientes de este presente, han integrado los acontecimientos del pasado como aprendizaje, no como una historia que aún perdura en el momento. Viven de instante en instante, en el aquí y ahora, disfrutan cada minuto de su bienestar.

La satisfacción de la existencia proviene de la apreciación de ese último momento. Tal vez tengan una confianza absoluta en la Vida, mientras que nosotros los humanos pensamos que es absolutamente necesario controlarla. Tal vez han integrado que esta experiencia en la Tierra es un paso hacia otra dimensión... Cuanto más los observo, más me doy cuenta de la existencia del Amor incondicional.

«He vivido con varios maestros zen. Todos gatos».

Eckhart Tolle

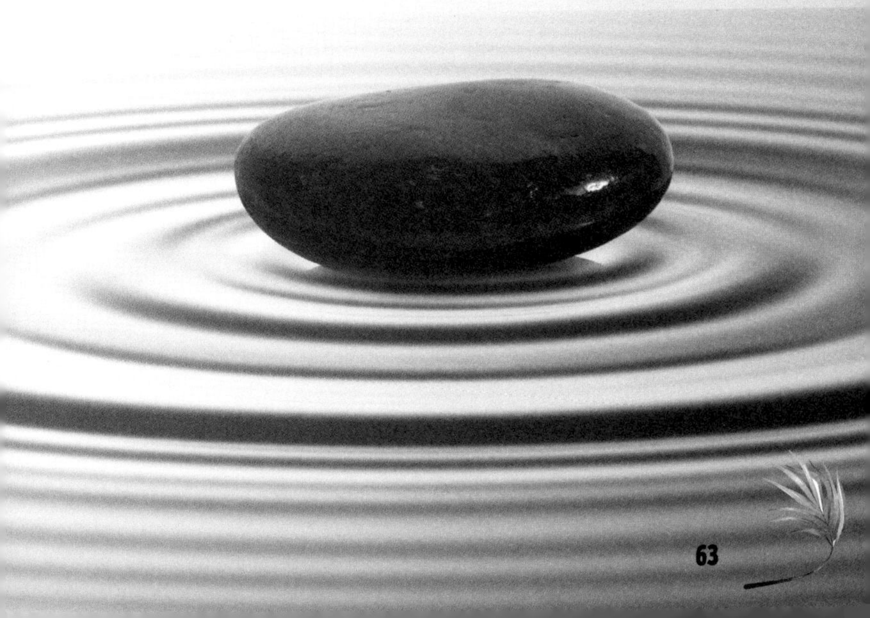

**«Si quieres construir un barco,
no ordenes a los hombres ir a por madera
ni distribuyas entre ellos los distintos trabajos.
Es preferible que les enseñes el anhelo
por la inmensidad del mar».**

Antoine de Saint-Exupéry

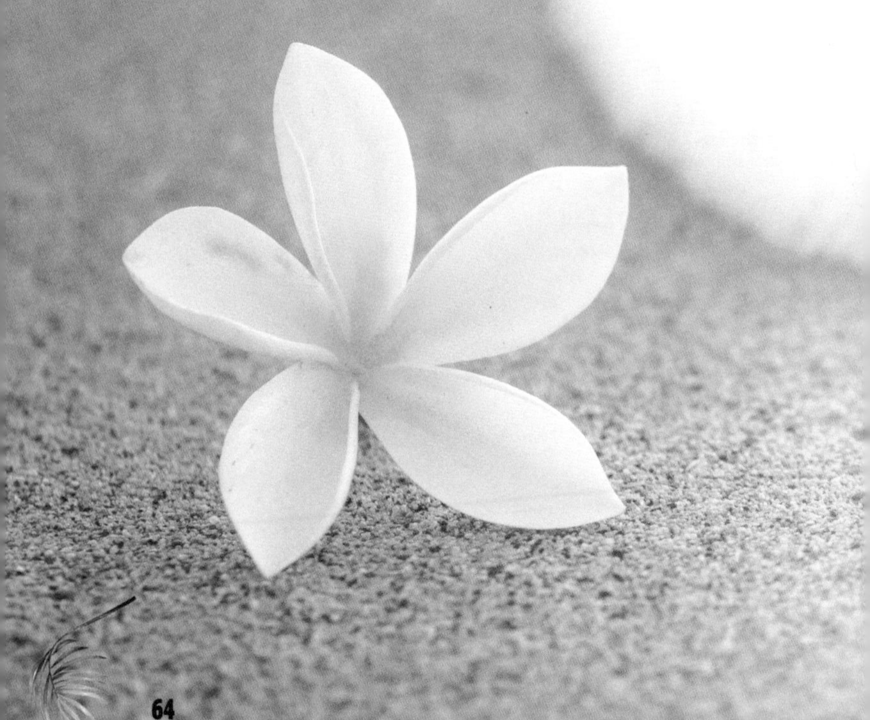

Aceptación

Cambiar el mundo significa primero aprender a verlo de manera diferente. Mientras estés juzgando los demás, o en el enredo de los reproches, o sintiéndote impotente, no vas a poder cambiar nada.

Por suerte, todo empieza a cambiar cuando aprendes a ver el mundo con tu corazón, y no con tus miedos. Es entonces cuando tu visión del mundo cambia.

El miedo se da la mano con el desprecio y el rechazo. Y las reacciones que le siguen son violentas e ineficaces. El objetivo es aceptar lo que es, y actuar con eficacia. Si estás apegado a lo que debería haber sido, en lugar de lo que es, serás infeliz toda tu vida.

Con Ho'oponopono se aprende a mirar el mundo con el corazón, a integrar lo que es, las injusticias y los desastres, y encaminarnos hacia las soluciones. Mientras los rechacemos, nos estancamos, empantanados en el resentimiento.

Límpiate y descubre a las maravillosas personas que trabajan para hacer realidad un nuevo mundo.

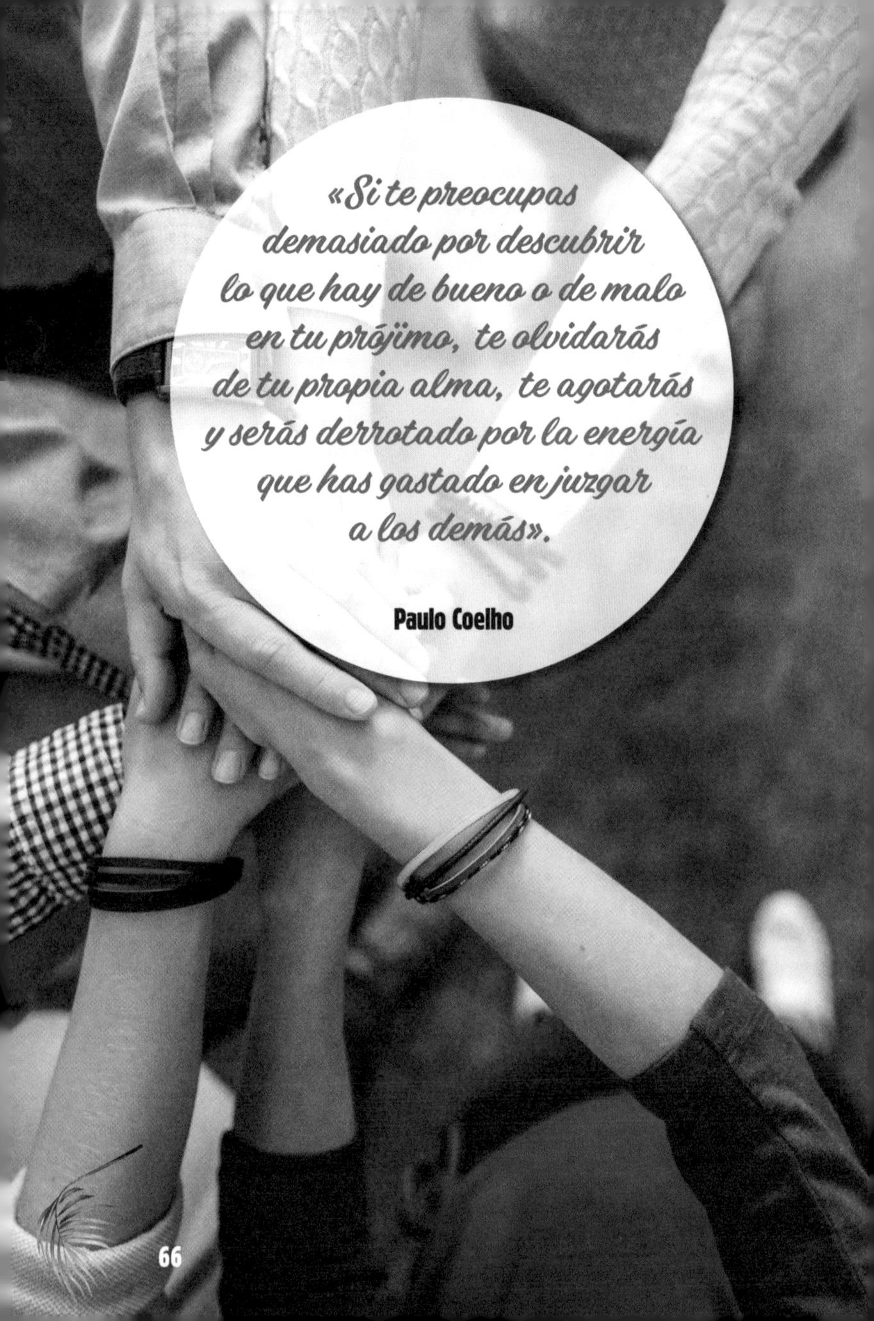

«Si te preocupas
demasiado por descubrir
lo que hay de bueno o de malo
en tu prójimo, te olvidarás
de tu propia alma, te agotarás
y serás derrotado por la energía
que has gastado en juzgar
a los demás».

Paulo Coelho

Energía

Gastamos mucha energía en criticarnos unos a otros, al gobierno, a las instituciones, a los colegas. Deja de pedir a los demás que hagan lo que tú haces por ti y sé lo que quieres ver en este mundo.

Puedes aceptar este desafío diario aplicando la fórmula de Ho'oponopono tan pronto como sientas la necesidad de juzgar o culpar a la otra persona. No pierdas más tu energía señalando a los demás y sus miedos. Concentra tu atención en tus propias aspiraciones para realizarlas mejor.

Poco a poco vas a ir entrando en una actitud creativa. En lugar de dedicarte a la crítica y al estancamiento, estás construyendo otra vida cotidiana. Te conviertes en el maestro de tu vida, porque las emociones ya no controlan tu existencia.

El secreto es hacer de tu vida una obra maestra. Vivir lo que haces de acuerdo con lo que dices. Pasar de las palabras a los hechos.

«El hombre siempre busca la felicidad
en los objetos externos,
pero sólo puede obtenerla cuando la mente
está satisfecha con lo que tiene,
y deja de buscar».

Patanjali

Fracaso

A través de la educación, hemos hecho del fracaso el equivalente al castigo. Un ensayo fuera de tema, un problema de matemáticas sin resolver, una mala calificación que tuviste que presentar a tus padres... Si sumas los errores, o unas circunstancias adversas, terminas por convencerte a ti mismo de que son tus fallos, o tus equivocaciones, lo que te impide ser apreciado, amado y reconocido, lo cual genera sufrimiento.

«Fracaso» es una palabra difícil de aceptar, porque se refiere a sentimientos negativos intensos. Con Ho'oponopono, los fracasos son indicadores. Permiten tomar otros caminos, más adaptados a tus proyectos. Sirven de indicadores al proponer creencias que se han vuelto obsoletas. El fracaso sólo hiere el ego. Atrévete a equivocarte y te atreverás a descubrir. «Alguien que nunca ha cometido un error nunca ha hecho nada nuevo», dijo Einstein.

«La mentira mayor es el ego, que es sordo y ciego. Debe ser domado».

Alejandro Jodorowsky

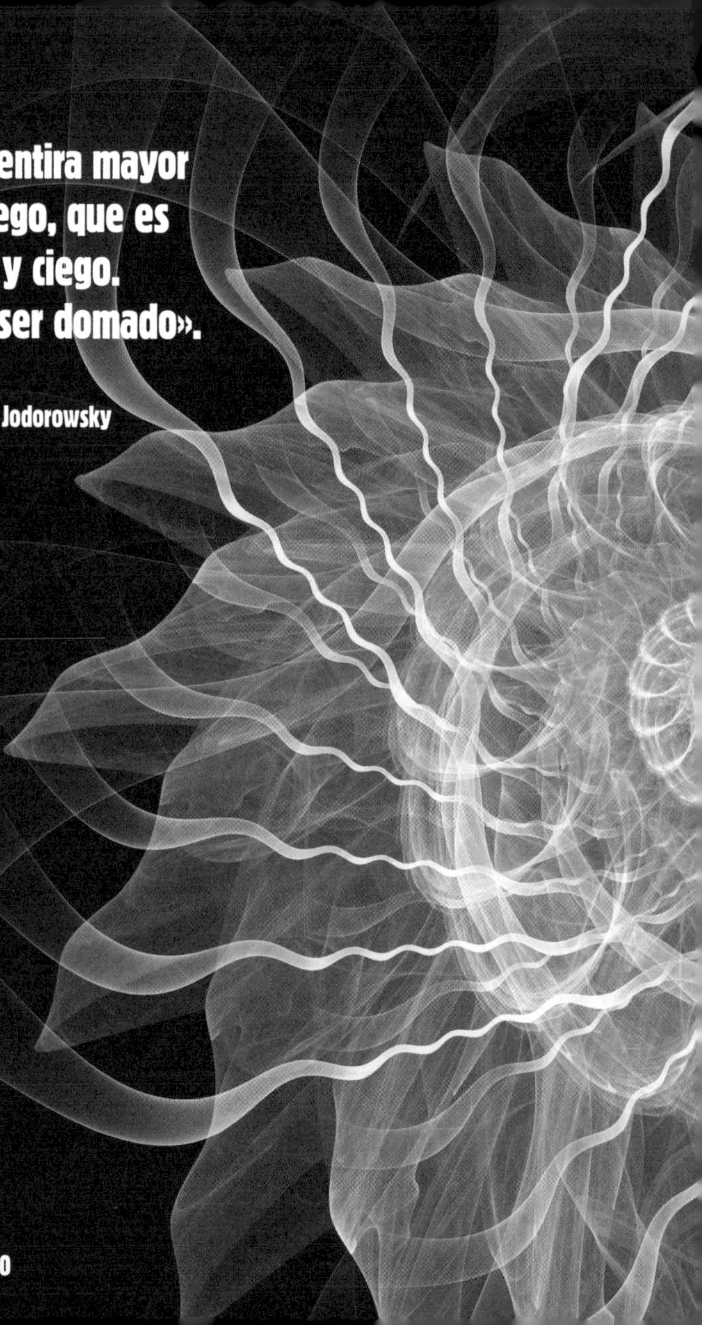

Los problemas

El mundo está gobernado por el ego, y los problemas son creados por el ego. Al querer resolver los problemas generados por el mismo ego, las dificultades se amplifican, porque sólo conoces una manera de hacer: la tuya propia.

Es importante dar la mano al yo profundo para resolver los problemas de la vida cotidiana, porque mientras dejes que te guíen las emociones desagradables, el ego seguirá teniendo el mando.

Todos los problemas de este mundo tienen su solución espiritual. Con la fórmula Ho'oponopono en acción, creas el espacio necesario para escuchar las soluciones ideales, las que no puedes conocer, porque no tienen nada que ver con los hábitos de tu ego. Deja que aparezcan repitiendo en tu interior, y tantas veces como sea necesario: «lo siento, perdóname, gracias, te quiero».

Y luego escucha.

Transformación

Primero el cambio de pensamiento, luego el cambio de actitud. La transformación de nuestras vidas se hace por etapas. Tienes que aprender una nueva forma de pensar antes de que puedas dominar una nueva forma de ser.

Por ejemplo, imagina que cada noche tienes la costumbre de andar por casa sin encender la luz, y tropiezas con muebles y objetos. Ahorras electricidad y evitas el ruido, pero terminas despertando a los que duermen.

Te das cuenta que tu actitud resulta desagradable a la familia. Hasta que buscas en Internet la mejor manera de ahorrar electricidad y comienzas a considerar algunos cambios. Un nuevo pensamiento surge antes de que se convierta en una nueva actitud.

Con Ho'oponopono aprendemos que la única persona responsable de tu propia vida eres tú. Este nuevo pensamiento crece hasta convertirse en una nueva forma de vida.

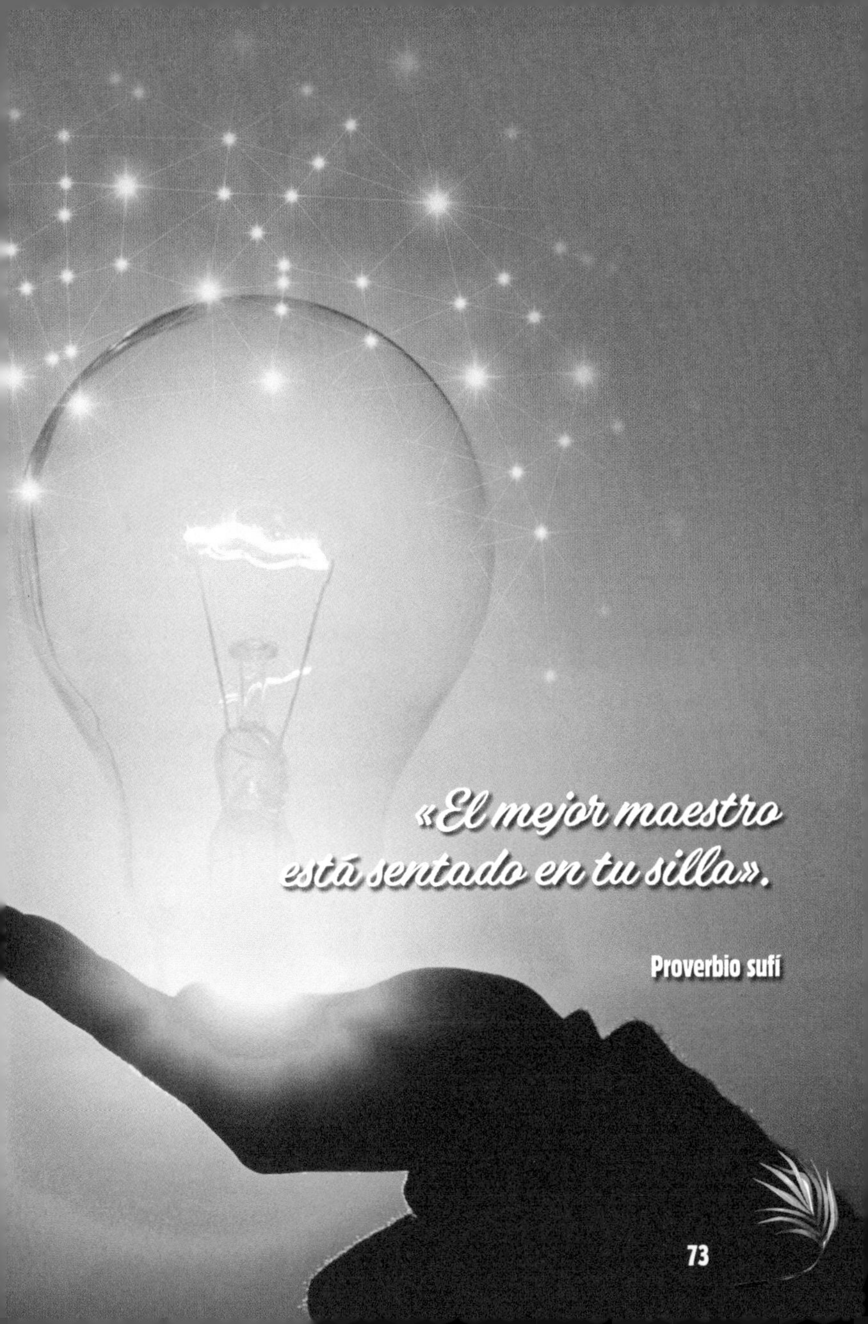

«El mejor maestro está sentado en tu silla».

Proverbio sufí

Miedo

El miedo es uno de los pocos grandes males que aquejan a la humanidad. Además de los grandes miedos, el miedo a no tener suficiente impide que muchas personas se den cuenta de que ya lo tienen todo.

Una y otra vez, el miedo centra nuestra atención en lo que nos falta. Puedes sentir, por ejemplo, que el dinero no es suficiente en tu vida, o que tu pareja no es lo suficientemente considerada hacia ti; y de esta forma tu atención está siempre enfocada en las carencias.

Pides algo especial y no eres consciente de lo que ya tienes. ¿Crees que no tienes suficiente salud o bienestar? Recuerda algo que funciona perfectamente para ti. Recuerda la fórmula: «lo siento, perdóname, gracias, te quiero» por encima del «no es suficiente».

Descubre todo lo que tienes dentro de ti, como la capacidad de apreciar cada día por lo que es, un paso más cerca de la felicidad.

«Ten cuidado,
porque no tengo miedo
y eso me hace poderosa».

Mary Shelley

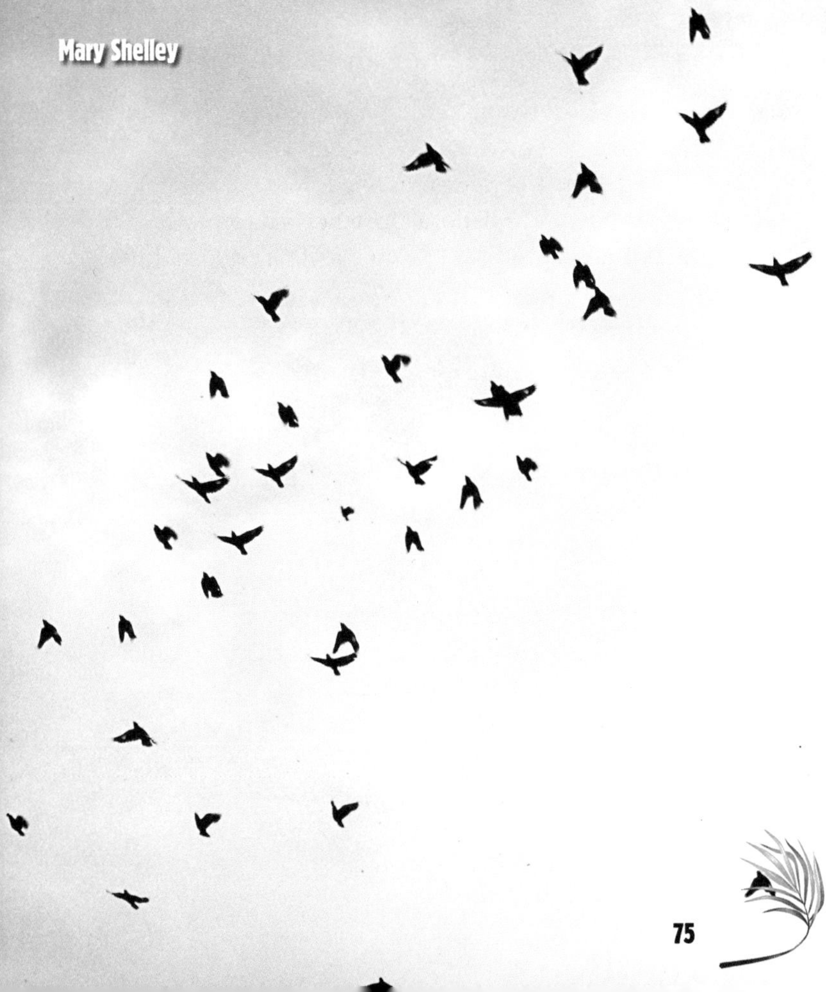

«¡No corras, ve despacio,
que a donde tienes que ir es a ti solo!»

Juan Ramón Jiménez

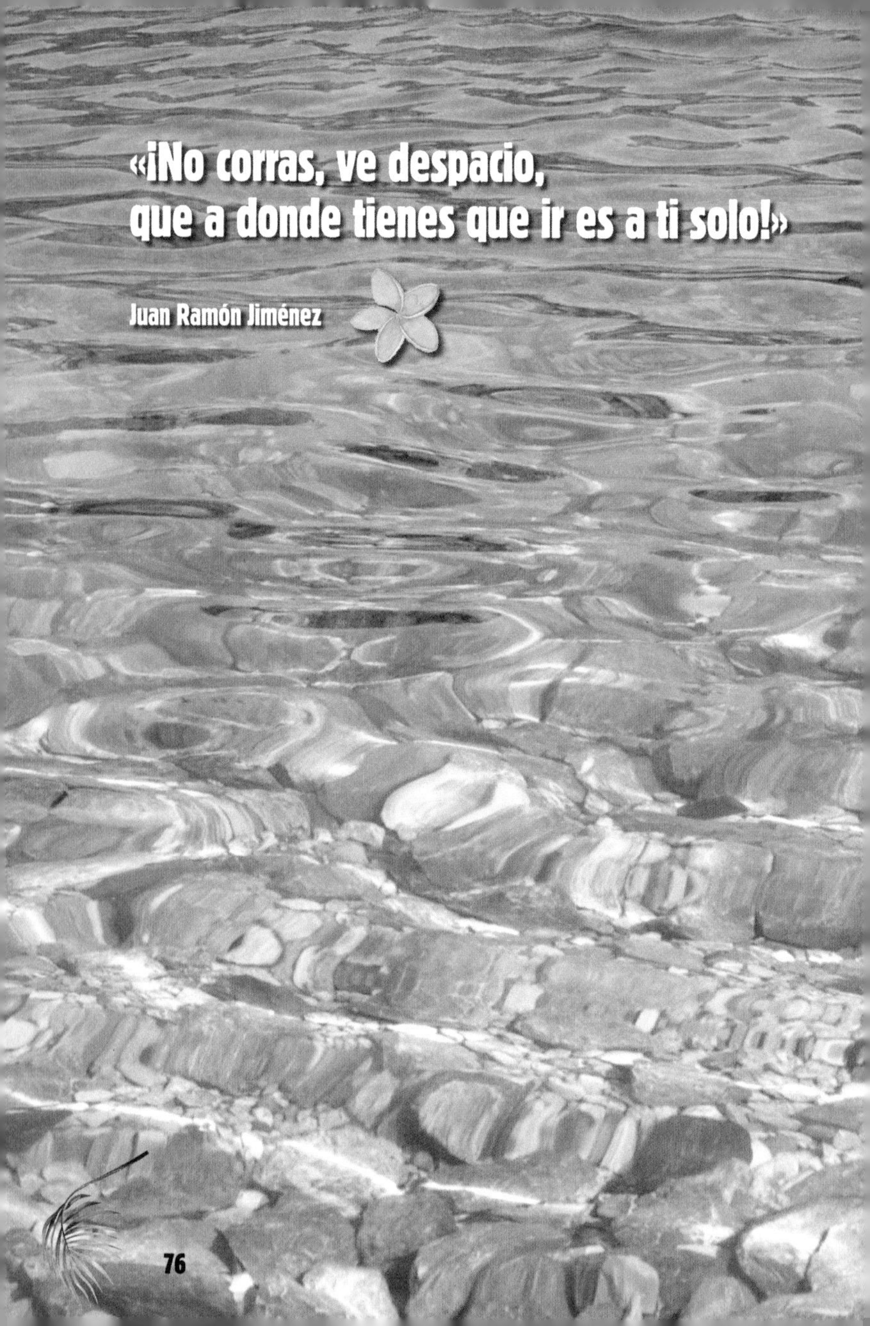

Poder

Estar en paz es la mejor manera de recuperar la vida. Es la mente la que te hace creer que el control del otro (o de la situación) te da algún poder. Pero en realidad, sólo estás en una posición de poder cuando estás en paz.

El ego tiene la ilusión de poder cuando usa la compasión o las amenazas. A la menor reacción inesperada, entra en pánico, pierde el equilibrio y se agita en medio de las emociones más complicadas.

Sabemos que la paz no se logra con el uso de la fuerza, ni en grandes reuniones ni proclamas, sino que está en el corazón de las personas. El retorno a la paz se consigue con la limpieza de tus hábitos de control y dejando que sea el Ser Profundo el que tome el control. Tan pronto como el miedo empiece a perder el poder sobre tu entorno y los acontecimientos, haz una buena limpieza.

Benevolencia

Una vez al día, imagina lo que te gustaría recibir y envía esa intención hacia el Universo, vibrando con la emoción causada por el cumplimiento de tu deseo. Al emitir diariamente una imagen positiva en forma de emoción, creas una información que resuena en el Universo, que te devuelve el mismo tipo de energía. En palabras de Deepak Chopra: «Hoy, y todos los días, doy lo que quiero recibir».

Un mundo que vibra con violencia e injusticia cosecha odio y miseria. Si queremos cambiar este estado de cosas, disponemos de la propia fuente de intención de cada persona. Enviando lo que quieres recibir, el mundo entero se beneficiará. Cuanto más numerosos seamos para vibrar con esta energía benévola, más daremos a este mundo los medios para vibrar, en buen estado de ánimo, con amor y paz.

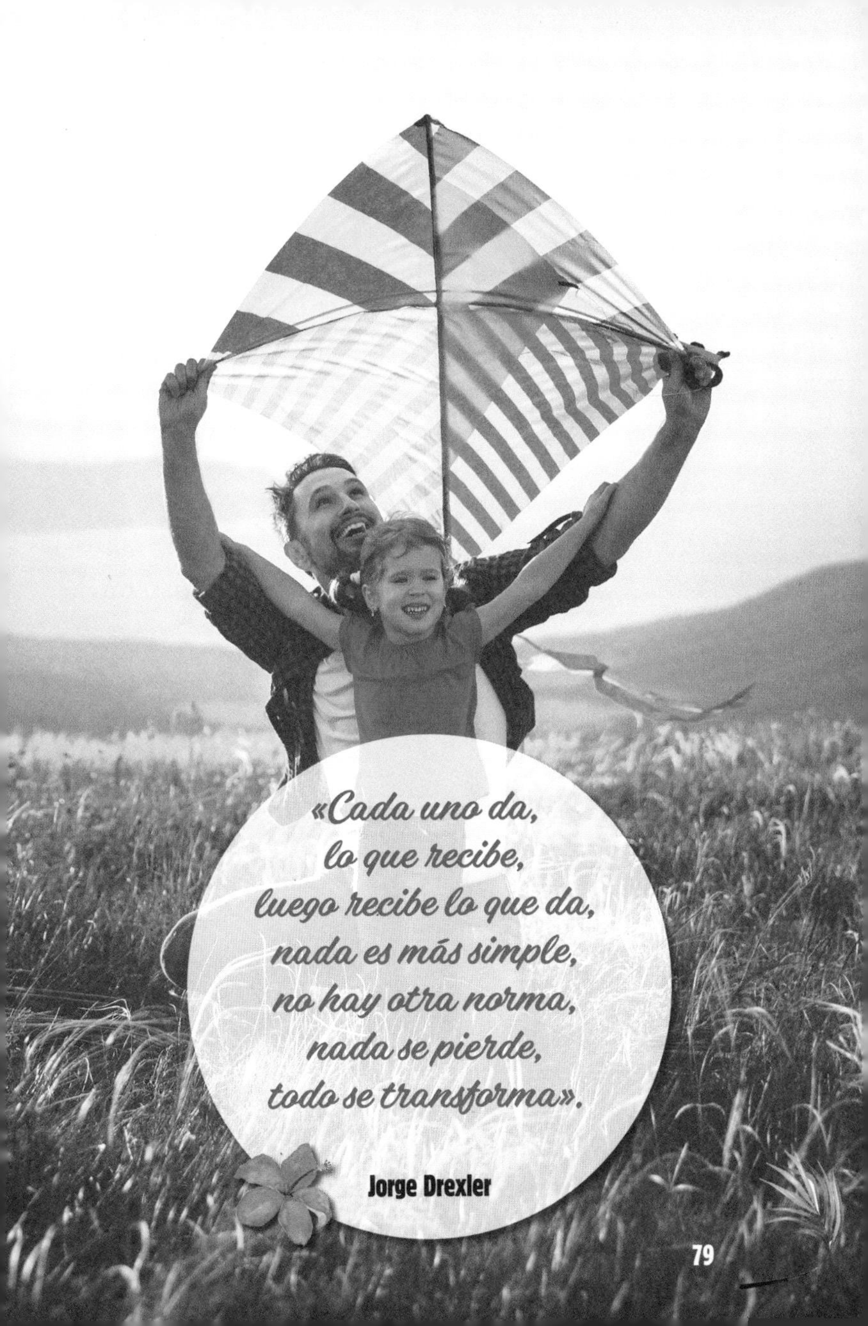

«Cada uno da,
lo que recibe,
luego recibe lo que da,
nada es más simple,
no hay otra norma,
nada se pierde,
todo se transforma».

Jorge Drexler

«Los árboles meditan en invierno;
gracias a ello florecen en primavera,
dan sombra y frutos en verano,
y se despojan de lo superfluo en otoño».

Aforismo Zen

Las riendas de tu vida

Con Ho'oponopono, puedes tomar las riendas de tu vida en lugar de quedarte atrapado en tus miedos y las emociones desagradables que vienen con ellos. Es tu elección, tu decisión. Nadie más que tú puede decidirlo: se trata de hacer una buena limpieza de los recuerdos que te impiden seguir adelante. En efecto, mientras te digas a ti mismo que no hay otra manera de ser, o que la causa de tu sufrimiento son los demás, entonces sigues siendo una víctima. Eres prisionero de la situación y pierdes tu libertad de acción.

Has de atravesar el bosque y encontrarte de frente con tus dragones internos. Al final de ese camino lleno de peligros, podrás decidir tu vida.

Limpia las emociones desagradables cuando surjan. Lanza la fórmula para liberarte de este recuerdo que limita tus acciones y vuelve a tomar las riendas de tu existencia. Recuerda, junto con Louise Hay: «Soy libre de ser quien quiero ser, de vivir la vida que elija». Tu libertad dependerá de esta capacidad para liberarte de tus propios miedos.

Encantado de conocerte

La persona con la que vas a pasar el resto de tu vida es contigo mismo. Así que conviértelo en un placer: en vez de odiarte, de menospreciarte o tratar de glorificarte comparándote constantemente con los demás, ámate a ti mismo... como eres. El amor de tu vida eres tú: sal de los pensamientos de propia estimación, del juicio: pon a un lado los miedos generadores de tanto disgusto y aprende a vivir con la persona que mejor te conoce por dentro. La persona que sabe cuando estás mintiendo, la que se alegra de tu éxito, la que te permite ser honesto.

Esta persona que te acompañará hasta el final de tu camino eres tú, tú mismo.

Respeta y ama lo que eres. Para ayudarte a hacerlo, reemplaza los mensajes desagradables que desordenan tu mente con las cuatro palabras de Ho'oponopono, y disfruta.

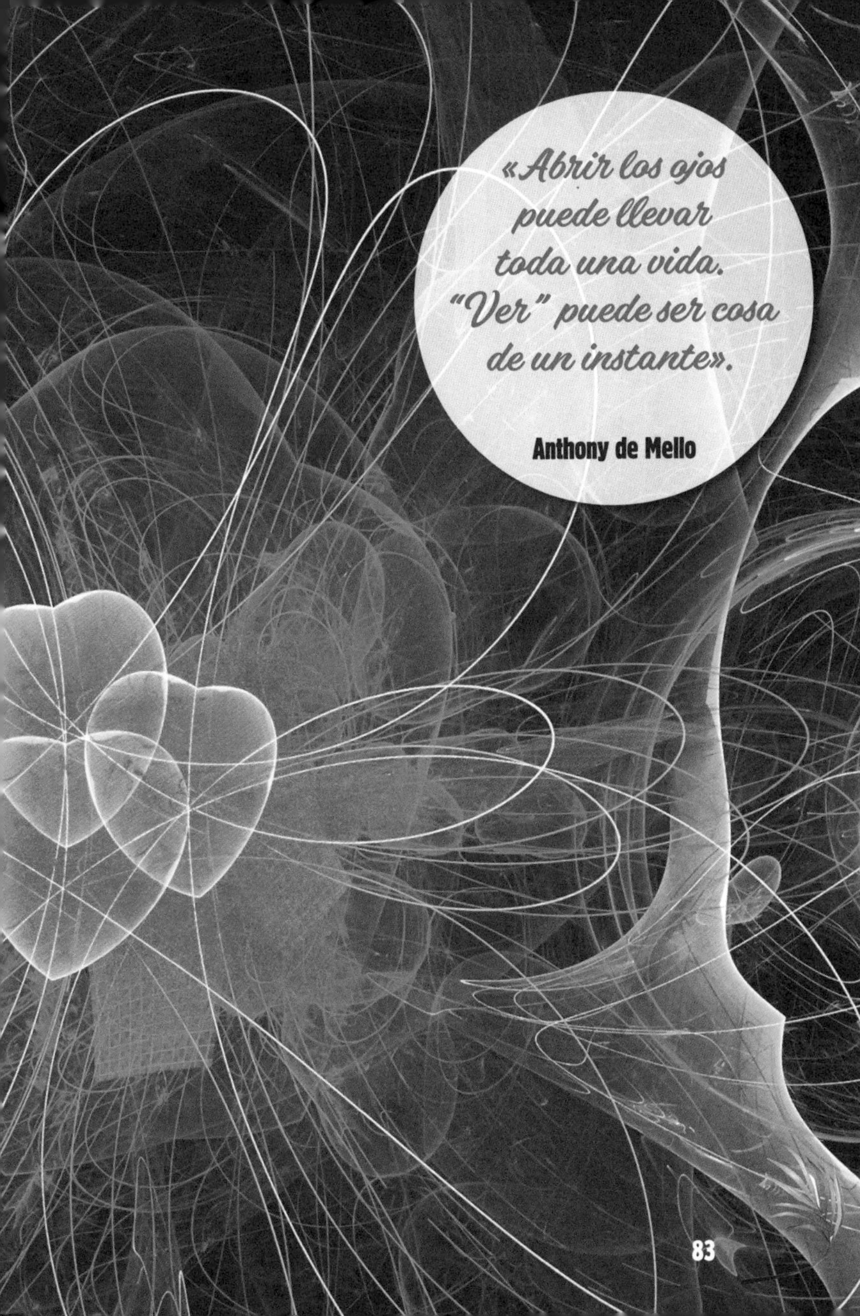

«Abrir los ojos puede llevar toda una vida. "Ver" puede ser cosa de un instante».

Anthony de Mello

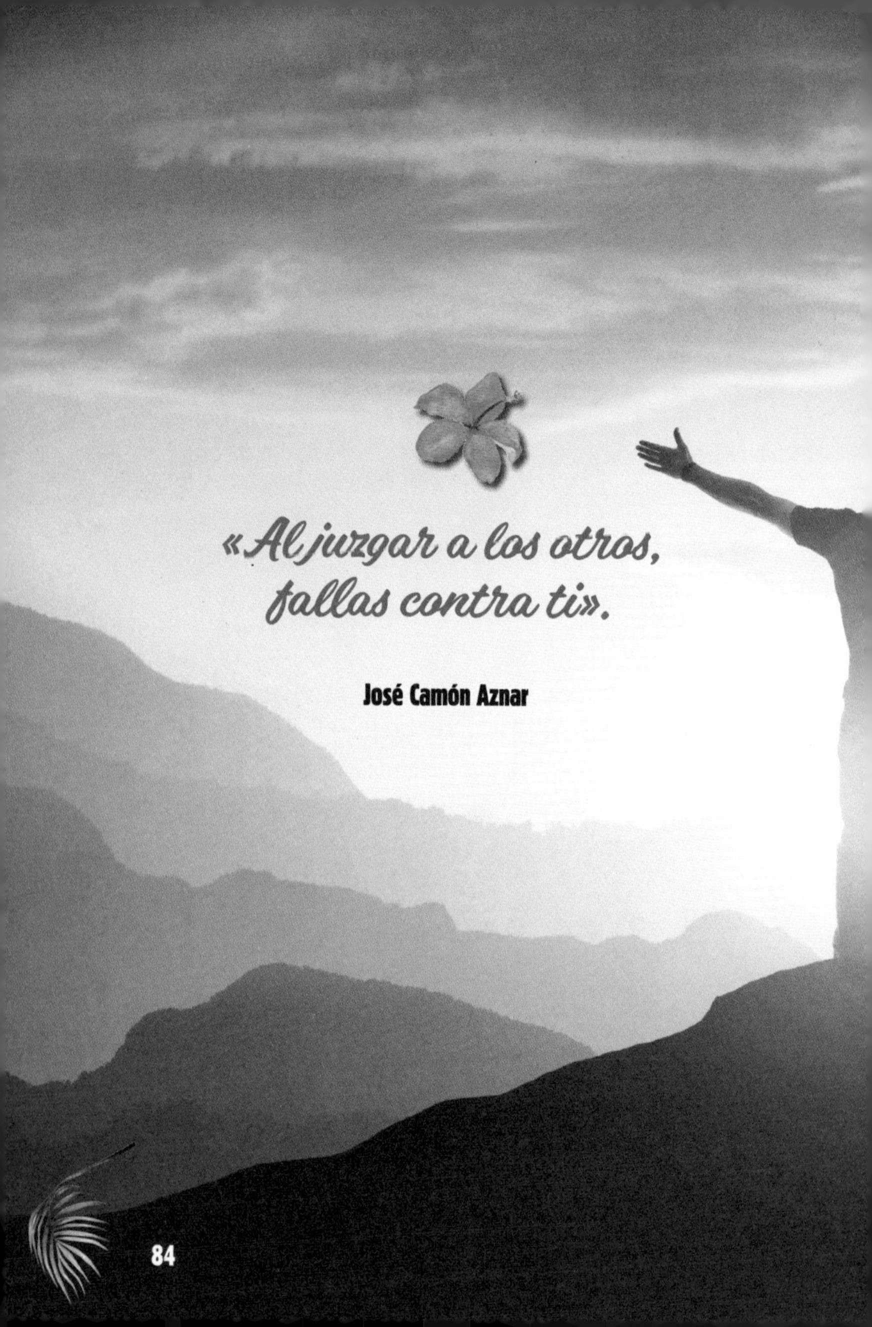

«Al juzgar a los otros, fallas contra ti».

José Camón Aznar

Criticar

En la práctica ancestral del Ho'oponopono, todo el mundo era consciente del vínculo que el conflicto había tejido entre los individuos. Si el amor une a las personas, la guerra también las une.

No olvides que al rechazar la actitud del otro, es tu propio comportamiento el que estás rechazando. La compasión comienza con esta nueva mirada.

La imagen que el otro te devuelve representa sus cualidades y sus defectos tanto como los suyos. Reconoces los celos, la codicia o la ira en el otro porque conoces estos estados. Reconoces en el otro lo que tienes en ti. El vínculo con el otro está en este nivel. Aunque estemos separados físicamente, el vínculo emocional existe.

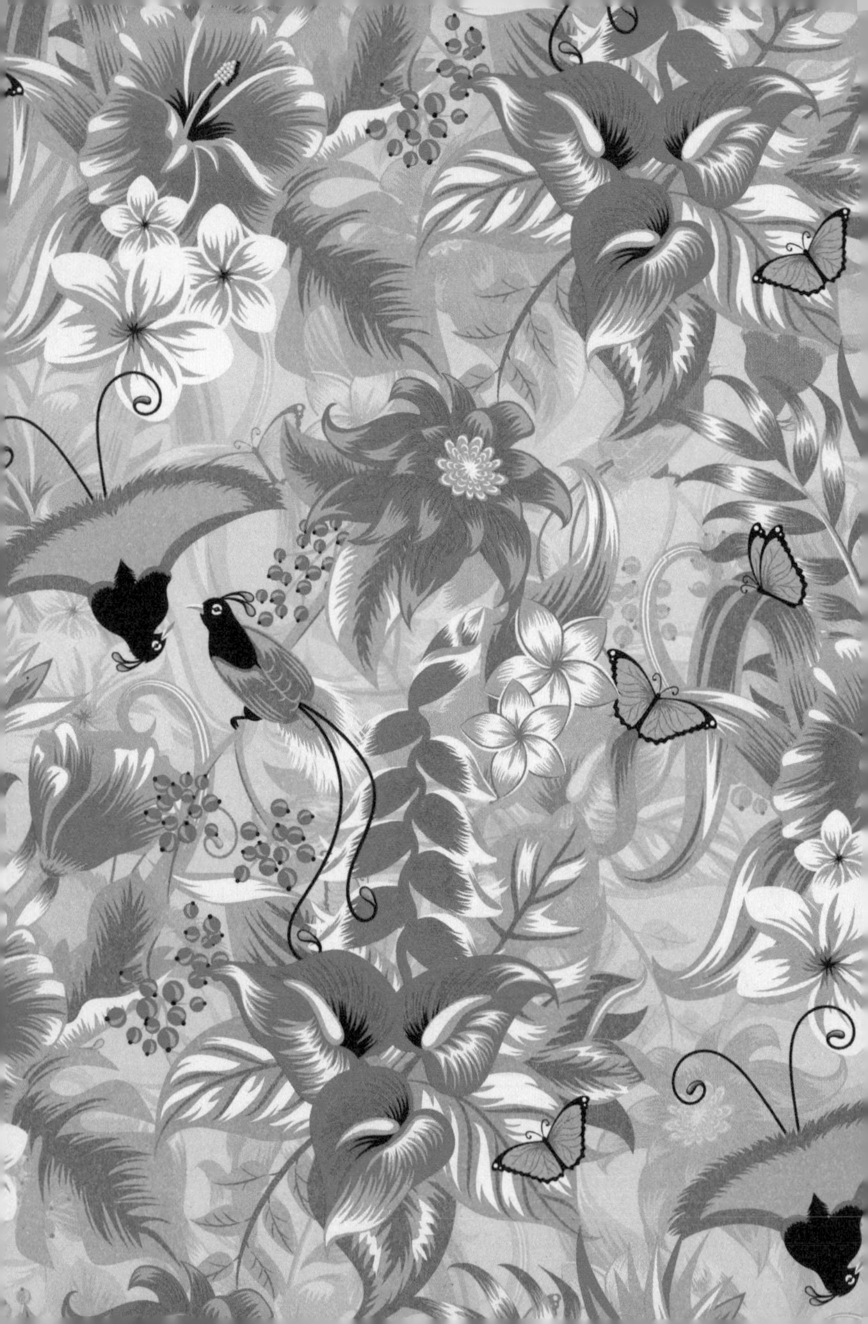

Caricias para el corazón

«La dicha
es la naturaleza
esencial del ser
humano».

Sivananda

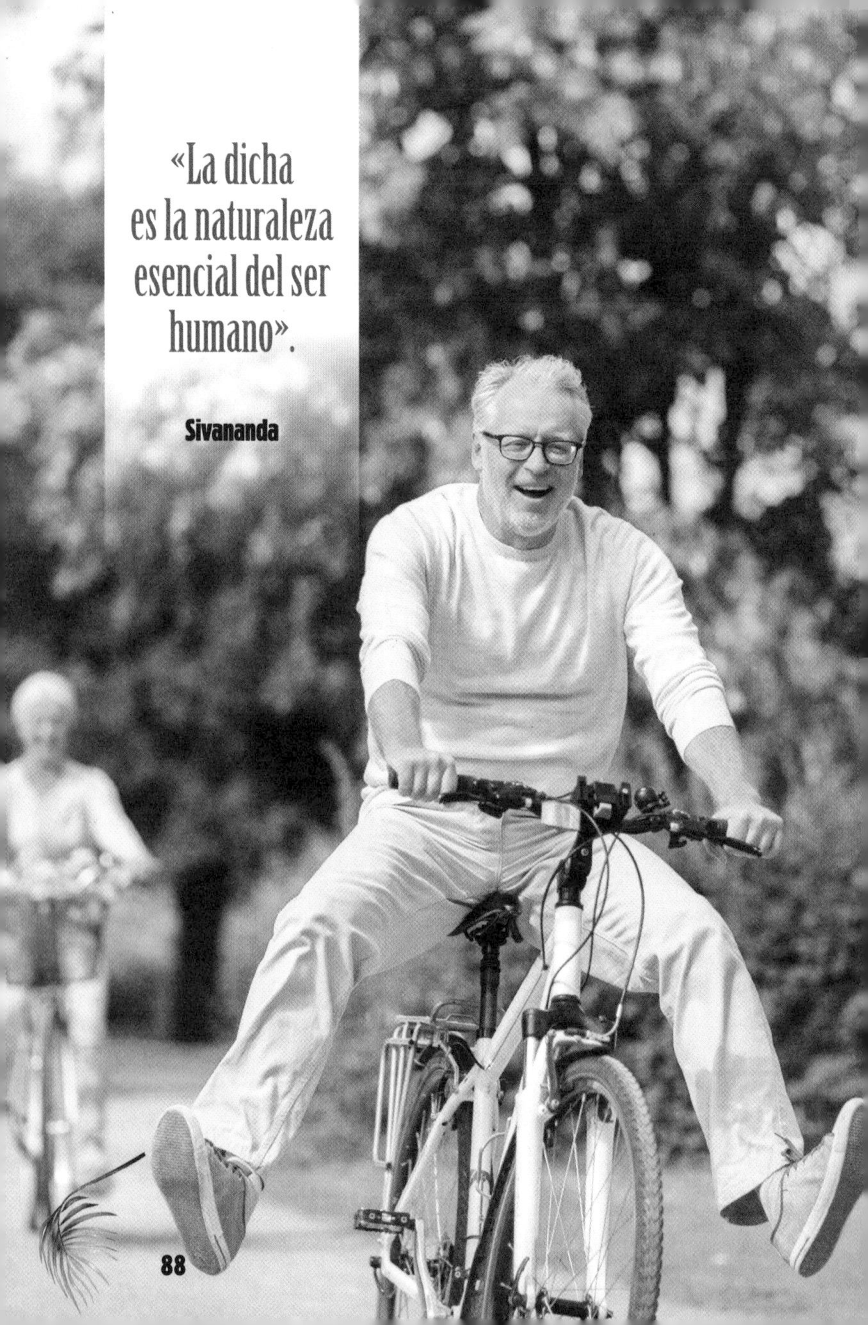

Lo esencial

Es posible vivir el momento y hacer la tarea diaria. Son dos estados que no se anulan mutuamente, sino que se acompañan y refuerzan entre si. Al igual que la meditación, el Ho'oponopono no es un escape de la realidad, sino una apertura a lo cotidiano que se hace con el corazón y no con el rigor de la mente. Con el método hawaiano, puedes conectarte, en cualquier momento, a tu espacio interior para transformar una vida cotidiana que se ha vuelto sosa y pesad. Entonces las acciones se llevan a cabo dentro de una energía llena de benevolencia y dan otro eco al paso de los días.

Prestar atención al presente no es negar lo que es necesario, es reconocer lo esencial. Siempre hay encargos que hacer, ropa que lavar, archivos que llenar, citas y llamadas telefónicas... pero todo esto se hace desde la serenidad del corazón.

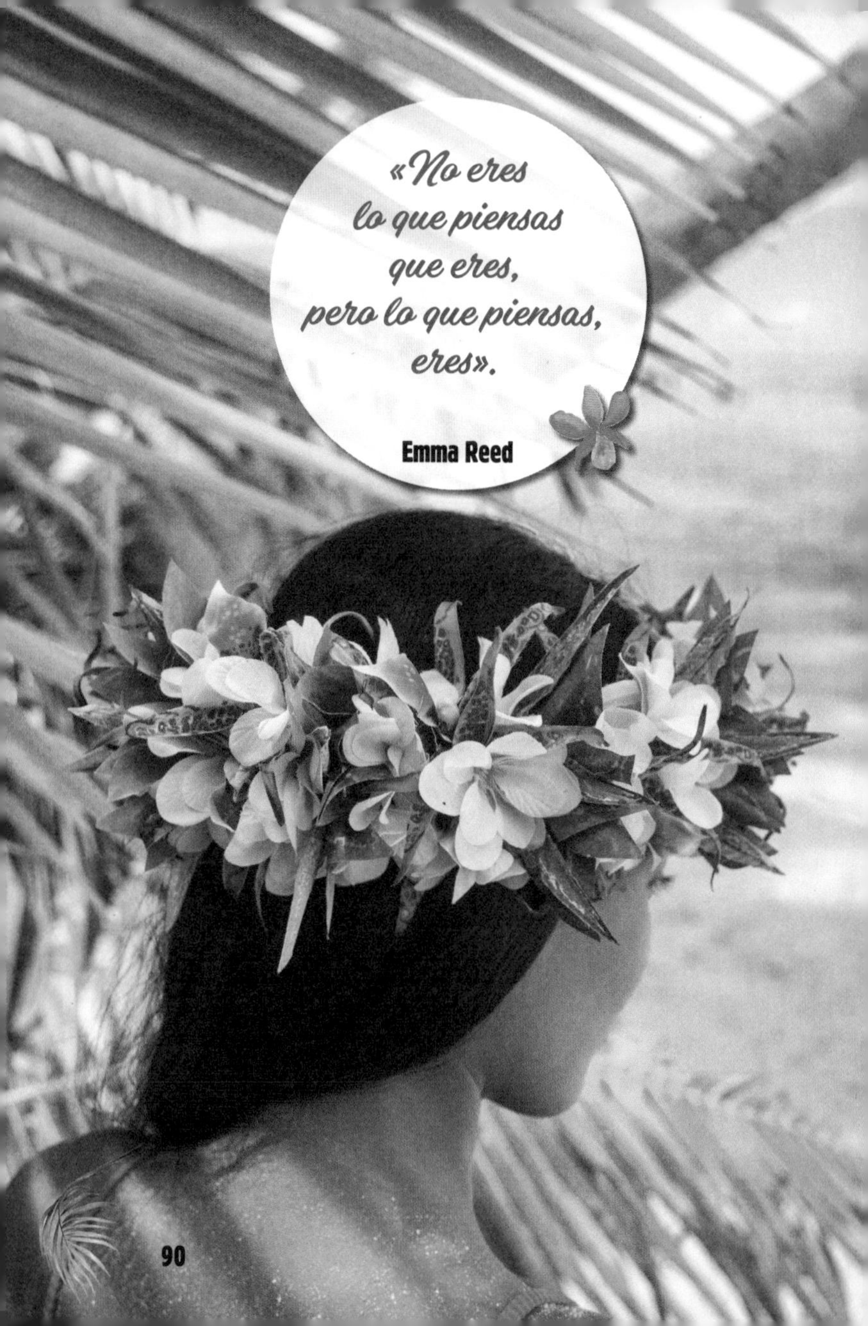

«No eres
lo que piensas
que eres,
pero lo que piensas,
eres».

Emma Reed

Aquí y ahora

Se dice que eres lo que piensas y atraes lo que eres. También se dice que no eres ni lo que piensas ni lo que sientes, pero entonces, ¿quién eres? Vamos a hacerlo un poco más sencillo, porque lo cierto es que tu vida refleja el estado de ánimo y de tus pensamientos. Hacer un balance de tu vida es como hacer un balance de tu casa. Examinamos el suelo desgastado y las paredes dañadas por los golpes. Tienes la opción de dejar que la casa se deteriore o de refrescarla y darle un nuevo brillo. Lo mismo ocurre con tu otro «interior». El sentimiento de fatalidad resuena tanto en tu mente como en tu existencia. Para remediarlo, haz un balance de tu forma de ver la vida para cambiar lo que se ha puesto en marcha.

Vale la pena que te des la oportunidad de refrescar tu existencia poniendo en marcha una limpieza interior. Y deja que una nueva forma de vida se exprese a tu alrededor.

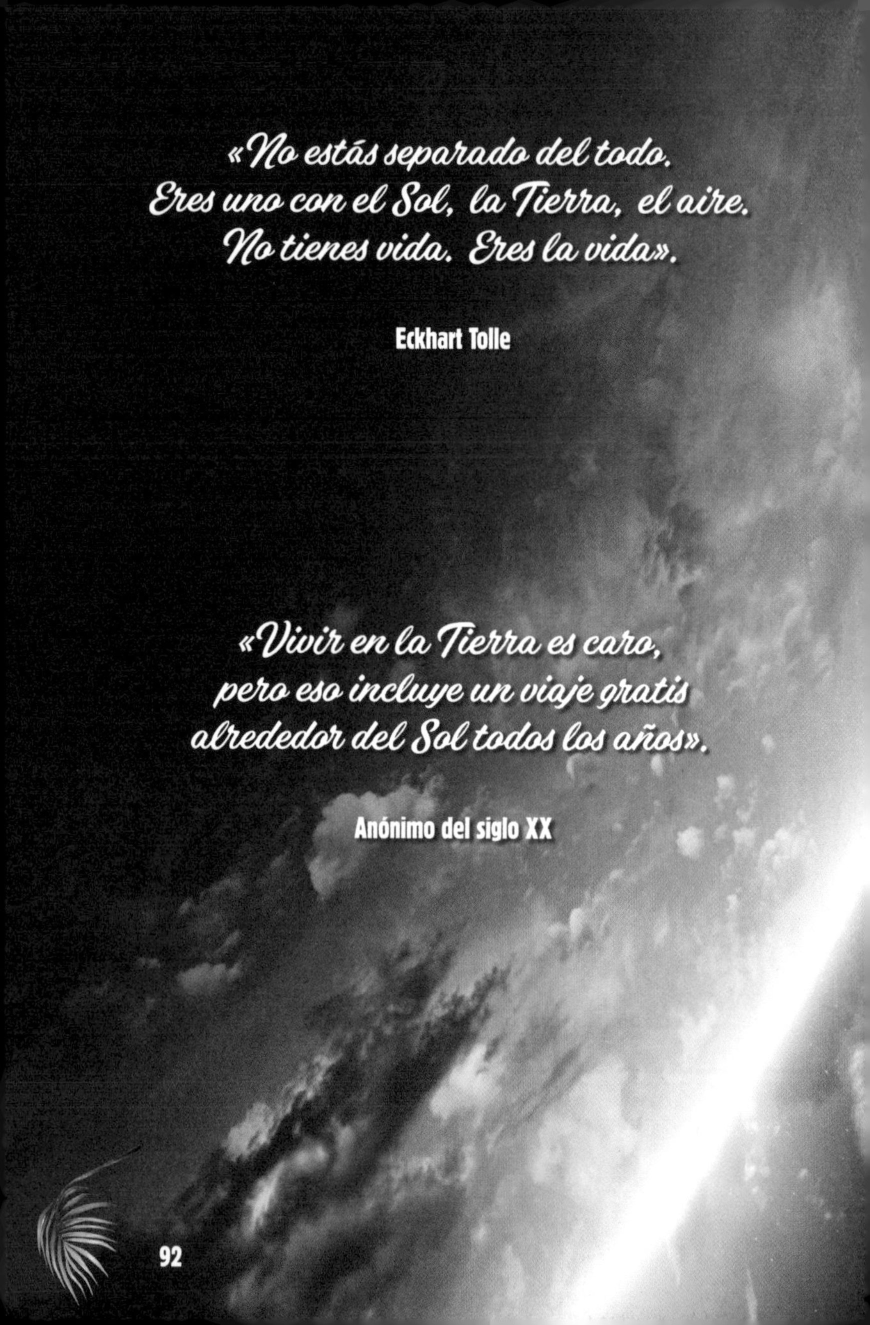

«No estás separado del todo.
Eres uno con el Sol, la Tierra, el aire.
No tienes vida. Eres la vida».

Eckhart Tolle

«Vivir en la Tierra es caro,
pero eso incluye un viaje gratis
alrededor del Sol todos los años».

Anónimo del siglo XX

El universo

Lo más difícil de integrar, como ser humano, es que somos una emanación del Universo. Todos estamos hechos de los mismos átomos que las estrellas y el Sol, por eso somos parte de este gran Todo. No sois vosotros y el Universo, somos todos quienes formamos parte de esta inmensidad.

La vida no pasa por ti, está en ti. Es la respiración que nos anima y la vibración que sentimos. La vida está en cada cual, sin barreras.

Se siente en el movimiento de las estrellas tanto como en tus pulmones y la sangre que fluye en tus venas. Todos estamos hechos de la misma materia e inmersos en el mismo baño vibrante de la vida, unidos por la eternidad. Recordar esta conexión nos libera de los miedos hacia la vida, el mundo y los demás.

En sus 'Mensajes del Universo', Mike Dooley nos recuerda que «sólo se trata de aplicar lo que tienes a lo que te enfrentas. Eso es lo único que importa, porque, por diseño, lo que tienes siempre es lo más grande».

A tu manera

Ellos tienen la culpa si no puedo ser feliz», es el estribillo que el ego te canta. De esta manera, pones el fracaso de tu felicidad en las manos del otro. Al culpar a tu pareja, o a los demás, te vuelves dependiente de su actitud. Justificas tu inacción alegando que el cambio sólo puede venir del otro.

El fracaso es una oportunidad. Si culpas a los otros, la culpa nunca termina.

Cada fracaso en tu vida –como el fracaso en tu carrera debido a malos jefes, o si tu salud no mejora debido a los abusos– reforzará tu resentimiento.

Limpia esas emociones desagradables y suelta la culpa. Miraremos estos fracasos como caminos que no están hechos para ti y descubre cuáles son perfectamente adecuados para su éxito.

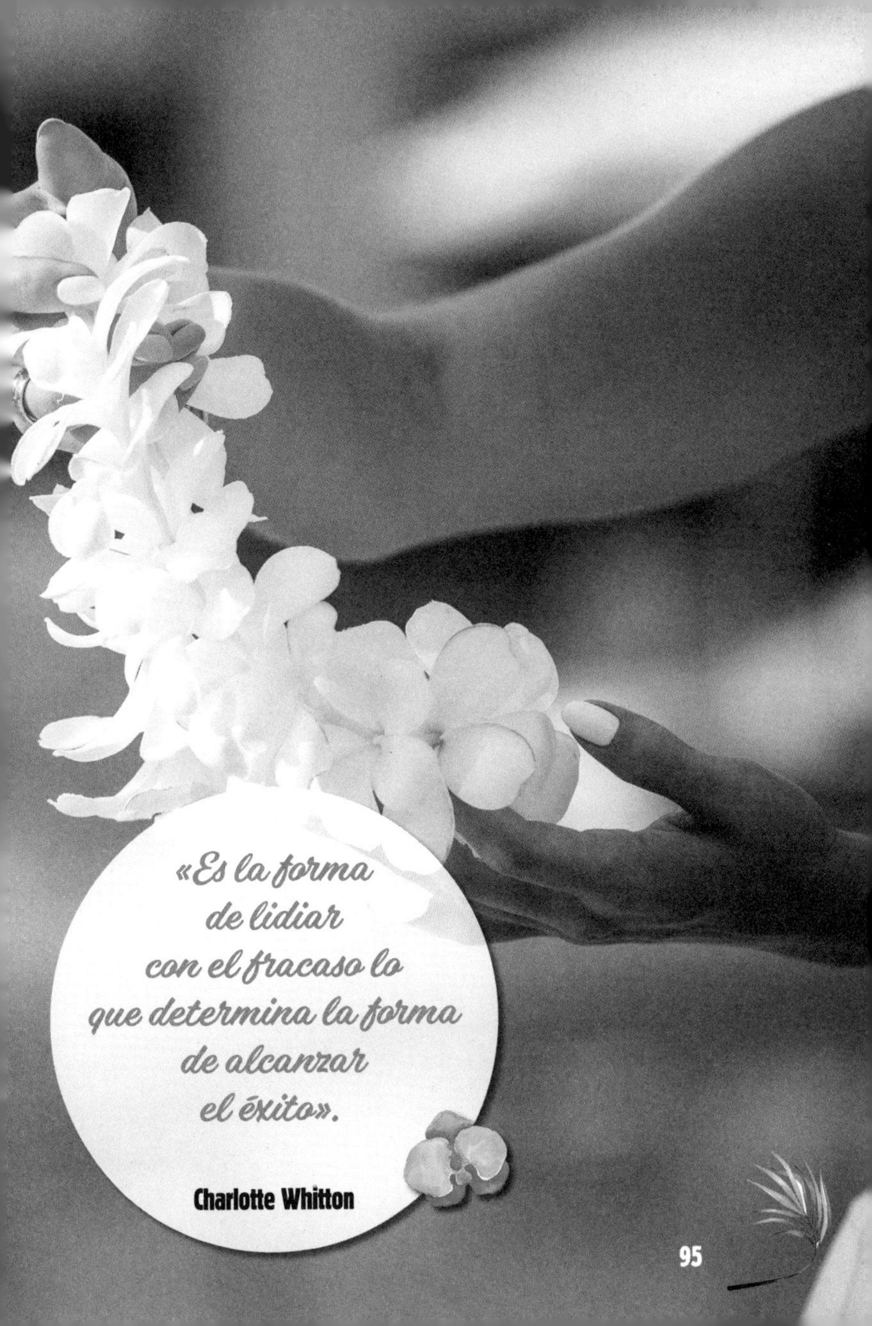

*«Es la forma
de lidiar
con el fracaso lo
que determina la forma
de alcanzar
el éxito».*

Charlotte Whitton

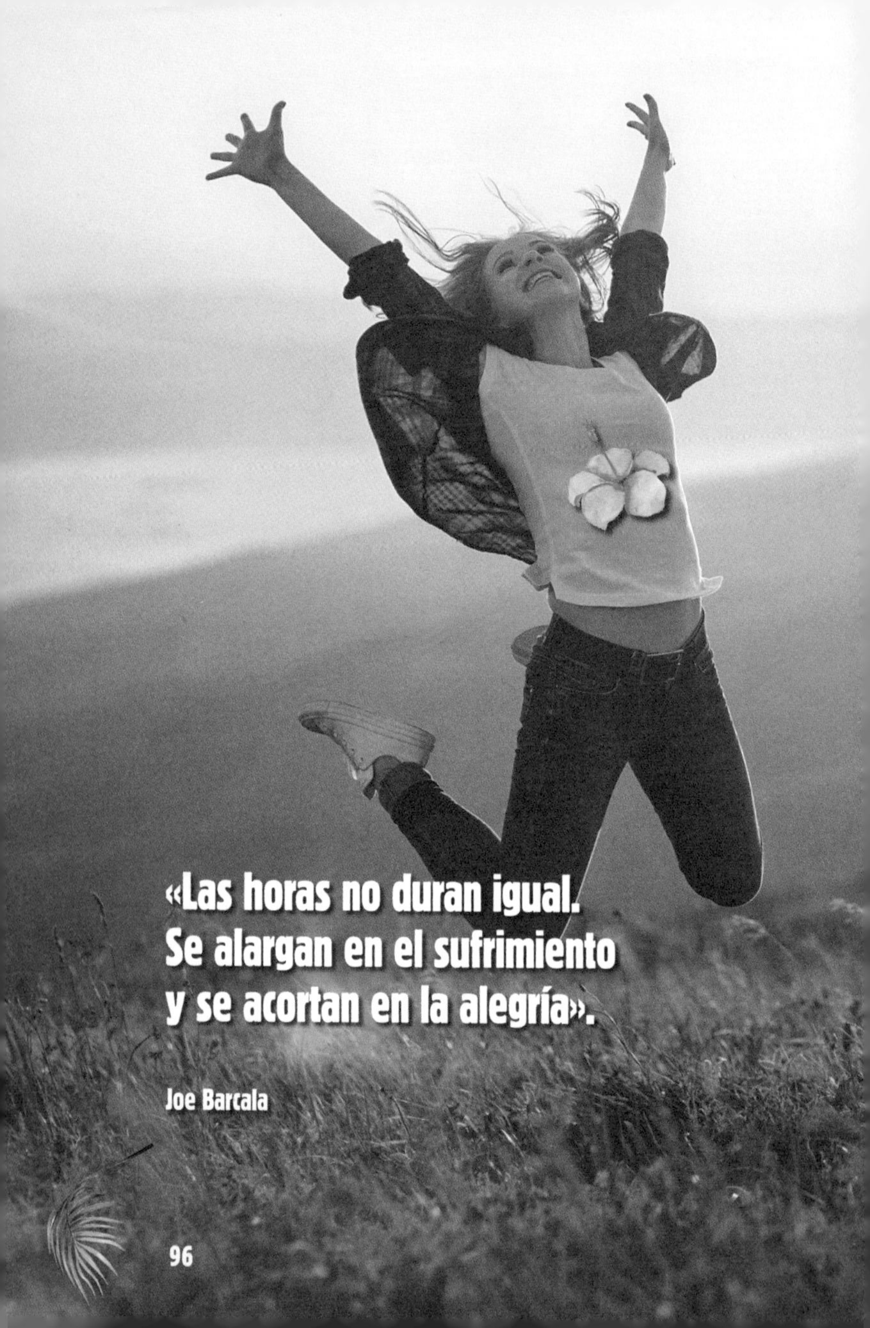

«Las horas no duran igual.
Se alargan en el sufrimiento
y se acortan en la alegría».

Joe Barcala

Alegría

Cada día es un reto para nuestro bienestar. En cada momento, nos toca elegir entre la alegría o la tristeza, la paz o el miedo, el amor o el odio. La alegría no sólo viene a nosotros. Hemos de elegirla cada día.

Ahora bien, ¿cómo se puede elegir alegría cuando acabamos de enterarnos que nos despiden, o cuando nuestra pareja nos pide el divorcio? Respira hondo y di la frase «lo siento, perdóname, gracias, te quiero» una y otra vez en silencio, sin pensarlo ni quererlo. Deja que las palabras se apoderen de tu mente y de tu cuerpo por el tiempo que quieras.

El objetivo no es otro que desviar la mente de su patrón habitual. El dolor estará ahí, pero no será el monopolio de tu mente. Ya sea emocional o físico, el choque es real. Con Ho'oponopono, le das tiempo a tu cuerpo para que recupere el equilibrio. A través de esta práctica, eliges el camino que conduce a la alegría.

El futuro

Mañana es el resultado de tus acciones de hoy. Si esperas y no haces nada, sucederá lo que dejas que ocurra. Por ejemplo, crees que eres impotente ante los acontecimientos con esta gripe que te está reteniendo durante un tiempo. Decides dejar que otros se encarguen de todo por ti. El resultado es que tienes que pasar por su forma de hacer las cosas. Estás molesto porque no va de la manera que te gustaría. Tan pronto como te pones mejor, vuelves a tener el control, y las cosas cambian.

En lugar de preguntarte qué te depara el futuro poniéndolo en manos de otros, haz todo lo posible para que se parezca a lo que tú quieres que se parezca.

No vives el paso de los días para descubrir lo que te espera, sino para crearlo.

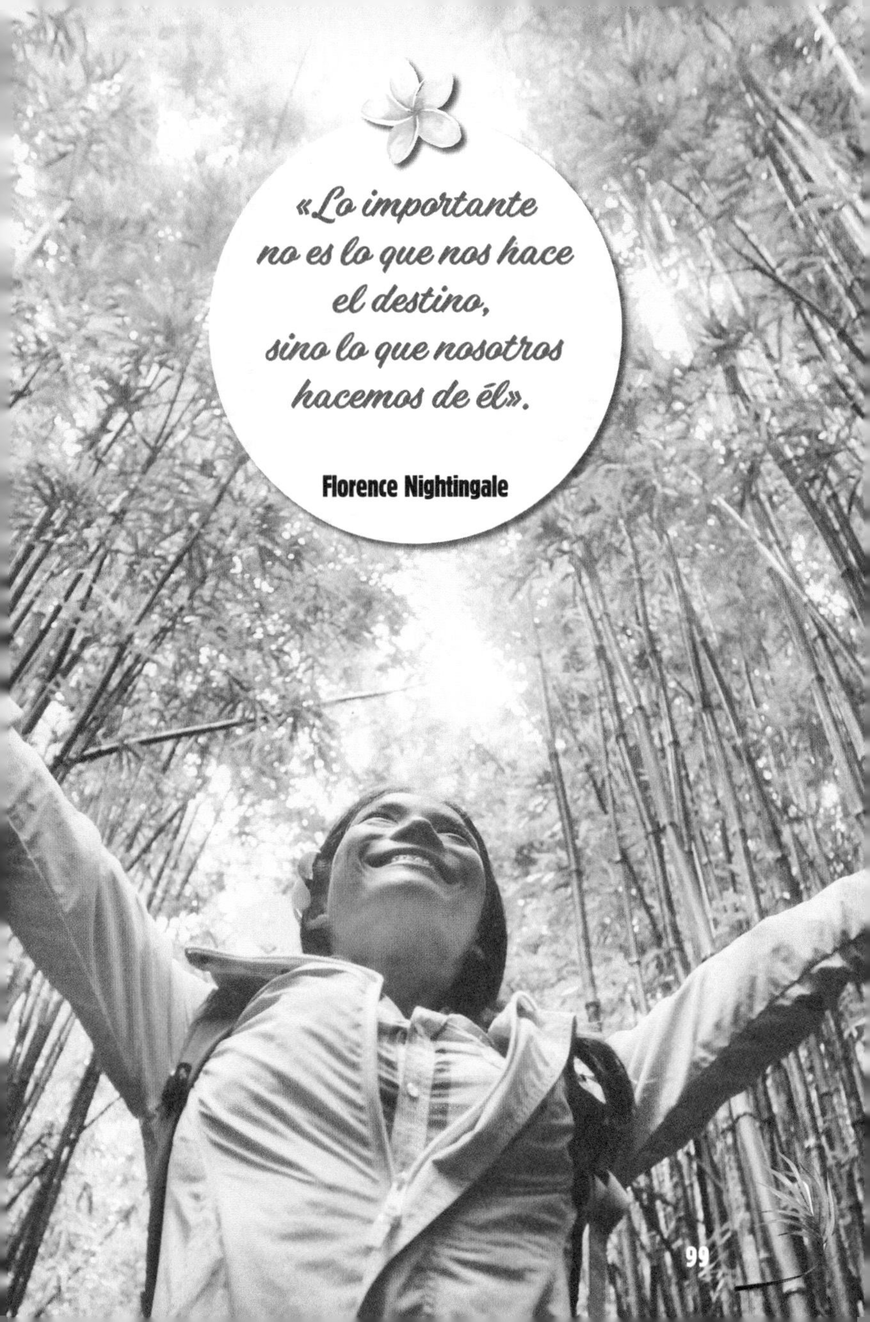

«Lo importante
no es lo que nos hace
el destino,
sino lo que nosotros
hacemos de él».

Florence Nightingale

«¿Con qué rapidez te gustaría nadar
en la riqueza y en la abundancia?
¿Tener buenos amigos y más felicidad?
¿Con qué rapidez te gustaría montar
un negocio próspero o tener tu propia casa
con vistas a un lago?
Si has respondido «pronto», «lo antes
posible» o «buag» a cualquiera de estas
preguntas, ¿no podría ser que te hubieras
olvidado momentáneamente de que la
forma más rápida de manifestar el cambio
es proclamar que ya lo tienes?
¿Apartar tu atención de la carencia?
¿Pensar, hablar y actuar "como si"?»

Mike Dooley

Lo mejor

Estás esperando un mejor trabajo en el futuro mientras sigues denigrando la posición que tienes hoy. No te gustan tus compañeros de trabajo, piensas que tu jefe es odioso y los clientes son egoístas. Cambias de empresa y después de unos días te encuentras con las mismas sensaciones desagradables. Nada ha cambiado.

De hecho, mientras no cambies tu visión del trabajo, seguirás teniendo las mismas impresiones. Empieza por apreciar lo que haces, extrae lo mejor de todo ello, concentrándote en lo que te hace sentir bien. Crea tus momentos de alegría, que son alegría para todos. Si quieres que el mundo te dé lo mejor, dale al mundo lo mejor.

Para entrar en esta forma de vida, usa Ho'oponopono siempre que sientas algo desagradable. Un futuro mejor se genera al sentirte «mejor» en el presente.

Pensamientos

Nos van llegando pensamientos una y otra vez, y tenemos la impresión de que son verdades que hay que tener en cuenta sistemáticamente. Sólo que, como pensamientos que son, tan sólo van y vienen, no se quedan.

Es información que se pone a nuestra disposición tan sólo durante un momento. Y la mente, el ego tiende a identificarse con ellos. Está convencido de que si tienes pensamientos de enfado, eres una persona colérica. Y si tienes pensamientos tristes, serás una persona depresiva.

Estos pensamientos son temporales y una y otra vez serán reemplazados por otros. No te definen. «No tienes por qué creer los pensamientos que te ocurren. Son sólo pensamientos», nos recuerda Eckhart Tolle.

Encuentra tu verdadera identidad encontrando tu alineación interior. Tan pronto notes que estos pensamientos recurrentes te alejan de tu Ser profundo repite, en bucle y en silencio: «lo siento, perdóname, gracias, te quiero».

«Las palabras son
el vehículo en el que
transportas tus pensamientos.
Déjalas cargar con tus ideales,
llénalas de significado».

Joe Barcala

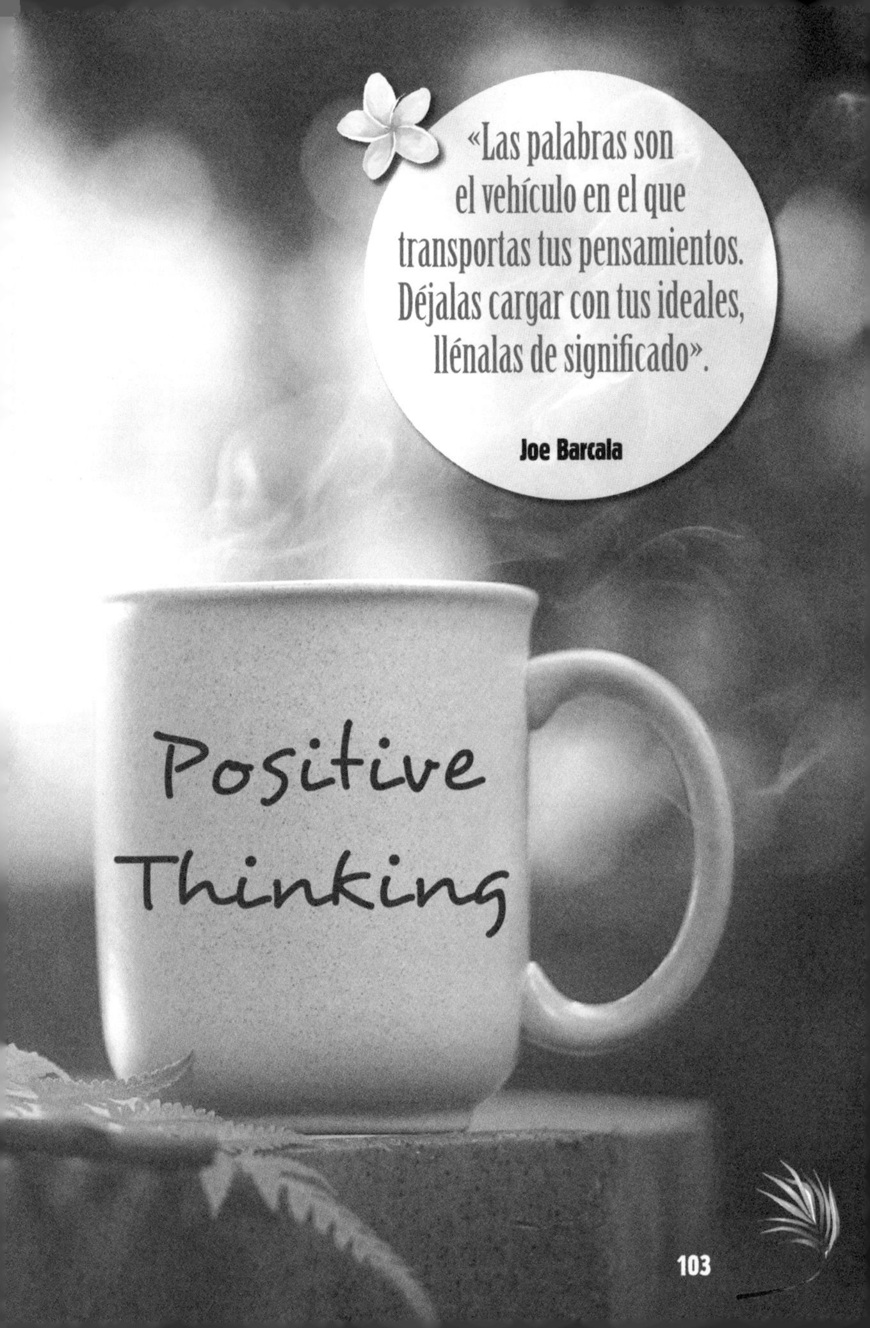

«La verdadera libertad no es política, ni económica, ni social. La verdadera libertad es espiritual».

Osho

Libertad

Estar sedientos de libertad y tratar de saciar esta sed con normas, reglas o instituciones no calmará tu necesidad de tener control sobre ti mismo.

La única manera de encontrar tu camino es dejar ir tus expectativas relacionadas con el mundo exterior. Porque si esperas que la solución emerja de la sociedad, o del sistema, pondrás tu libertad en sus manos y te quedarás esperando.

Recuperas tu libertad cuando te das cuenta de que puedes transformar tus reacciones a las reglas que existen. No se trata de sumisión, sino de enfocar tu energía en lo que puedes lograr. De lo contrario, seguirás golpeando tu cabeza contra las paredes del sistema y generando tu propio sufrimiento. Límpiate y mira lo que puedes lograr en tu nivel.

Ahí está tu libertad.

El perdón

La difícil situación que has experimentado no puede ser transformada. Lo hecho, hecho está. Sin embargo, a pesar de esta experiencia, es posible avanzar, porque existe una forma muy eficaz para ayudarte a lograrlo: el perdón.

La primera persona a quien puedes dirigir este perdón es a ti mismo. Perdónate por haber sufrido y por seguir sufriendo.

Al pensar cada día en esta difícil experiencia, no sólo estás ocupando tu presente, sino que también creas tu futuro. El perdón te permite poner orden en lo sucedido. Es parte de ti, por supuesto, pero ya ha tenido su tiempo.

Para construir un futuro brillante para ti mismo, libérate de la carga del pasado a través del perdón. ¡Ahora!

Y recuerda que el perdón no cambia el pasado, sino el futuro.

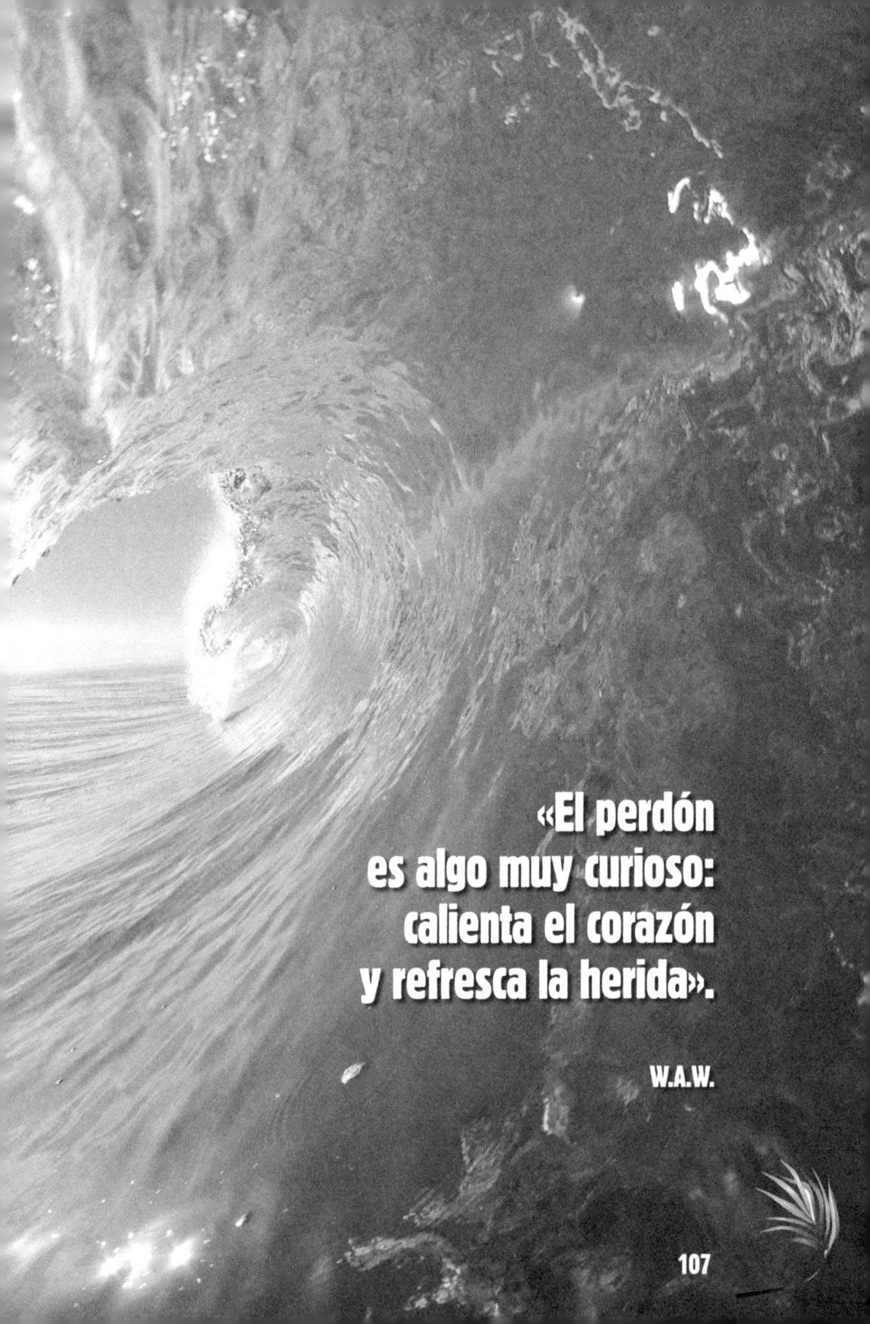

«El perdón
es algo muy curioso:
calienta el corazón
y refresca la herida».

W.A.W.

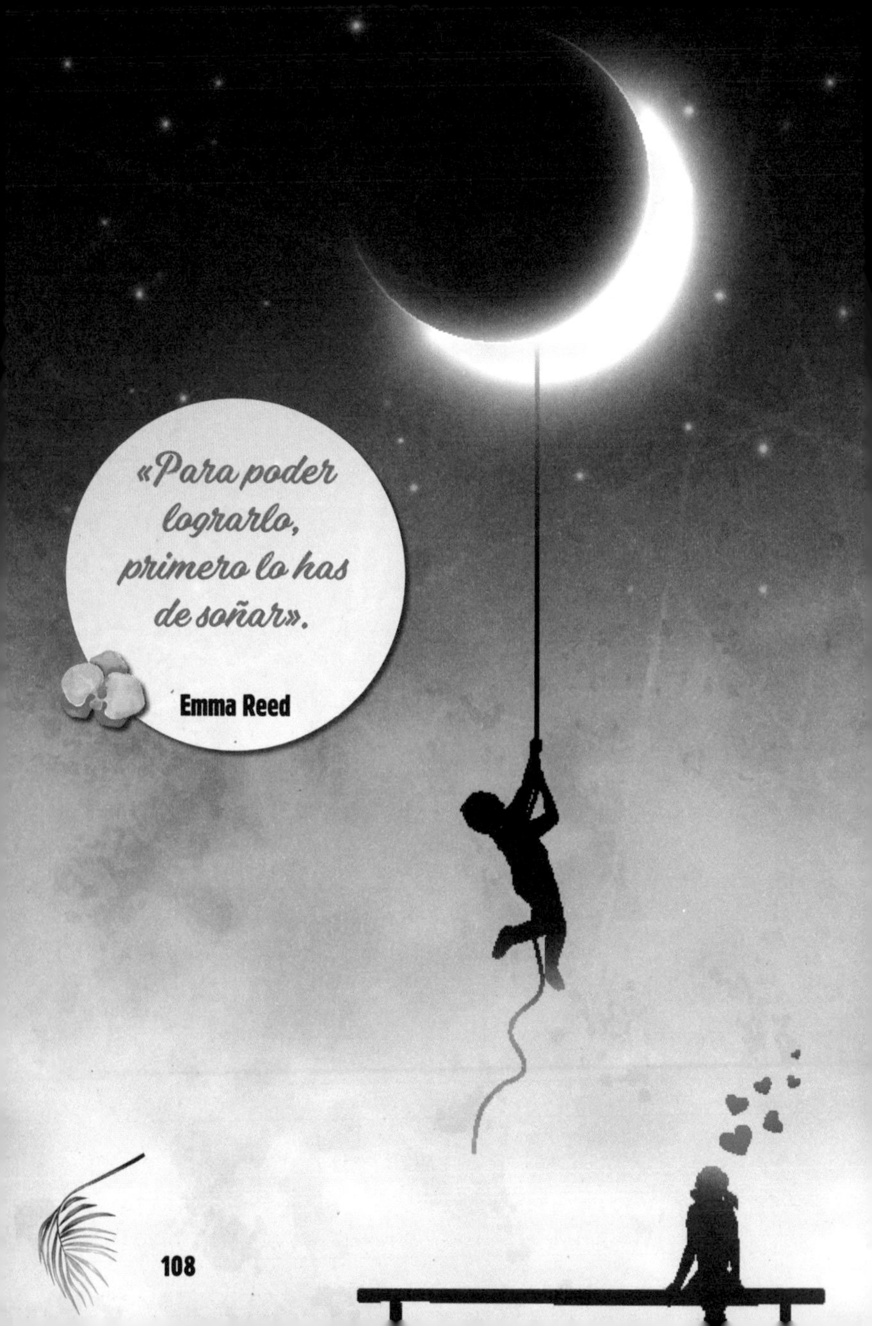
«Para poder lograrlo, primero lo has de soñar».
Emma Reed

Presencia

Tan pronto como actúas bajo la influencia de la necesidad, estás en la proyección de un futuro incierto donde los miedos toman el lugar de la felicidad. Con Ho'oponopono, vuelvo, aquí y ahora, a trabajar en la satisfacción del trabajo bien hecho, disfrutando de los buenos tiempos que se presentan.

Cualquier acción tomada para obtener más dinero y reconocimiento se convierte en una carga cuando el resultado esperado no se produce.

Al concentrarte, todos los días, en la alegría de emprender, la energía de la bondad que despliegas impregna a quienes te rodean. Una y otra vez, creas a cada instante momentos de felicidad para lograr tu objetivo con delicadeza.

Estás presente cuando lo que haces no es sólo un medio para un fin (dinero o prestigio), sino que es satisfactorio en sí mismo y hay alegría y vida en lo que haces.

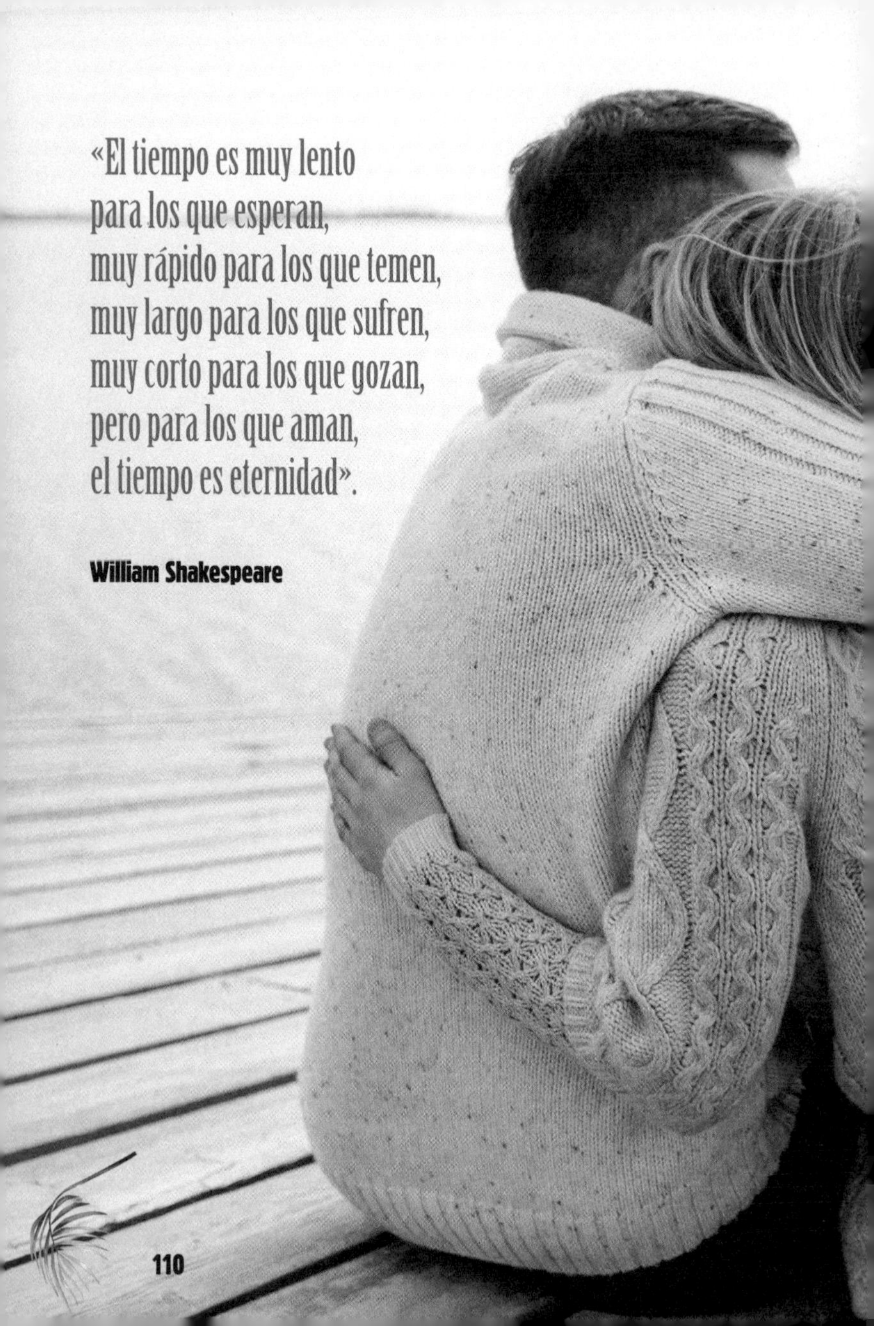

«El tiempo es muy lento
para los que esperan,
muy rápido para los que temen,
muy largo para los que sufren,
muy corto para los que gozan,
pero para los que aman,
el tiempo es eternidad».

William Shakespeare

El amor perfecto

Conviene dejar de perder el tiempo buscando al amante perfecto en lugar de crear el Amor perfecto. Has de conectarte al Amor desde dentro para verlo irradiar a tu alrededor y tomar la forma de tu pareja. Cuando quieras conocer a tu alma gemela, empieza por mirar cómo te amas a ti mismo. Este Amor que tú te traes a ti mismo sirve de ejemplo a los que te rodean.

Tu actitud desvalorizadora y la denigración de tus habilidades que te expresas en silencio diciéndote a ti mismo: «apesto, estoy demasiado gordo, no soy lo suficientemente guapo» siempre te será devuelta en la cara. Empieza por ser ese Amor que quieres ver en tu vida. Vibra esta intención de ser el Amor perfecto clamando dentro de ti: «lo siento, perdóname, gracias, te quiero». No hay nada como estas cuatro palabras para ver disolverse el miedo de amar y ser amado.

Decisión

No hay nada más paralizante que negar oportunidades. Pueden aparecer en formas improbables, y despertar el miedo... de no tener éxito, de ser vistos como ridículos, o de cuestionar los propios logros.

Oportunidad es cuando se te ofrece un puesto en todo el país o cuando puedes participar en una actividad que no conoces. Piensas: «No estoy seguro de esta propuesta» o: «Este no es el momento adecuado». Estas reflexiones provienen del ego, que se niega a cambiar sus posiciones.

Decir «sí» a lo que la vida nos ofrece es una decisión de actuar. Decir «sí» es atreverte a salir del camino trillado que conoces de memoria y que no te lleva a ninguna parte, sino a donde ya estás.

Intentar algo diferente te abrirá nuevas perspectivas. Limpia, di «sí», y avanza en tu realización.

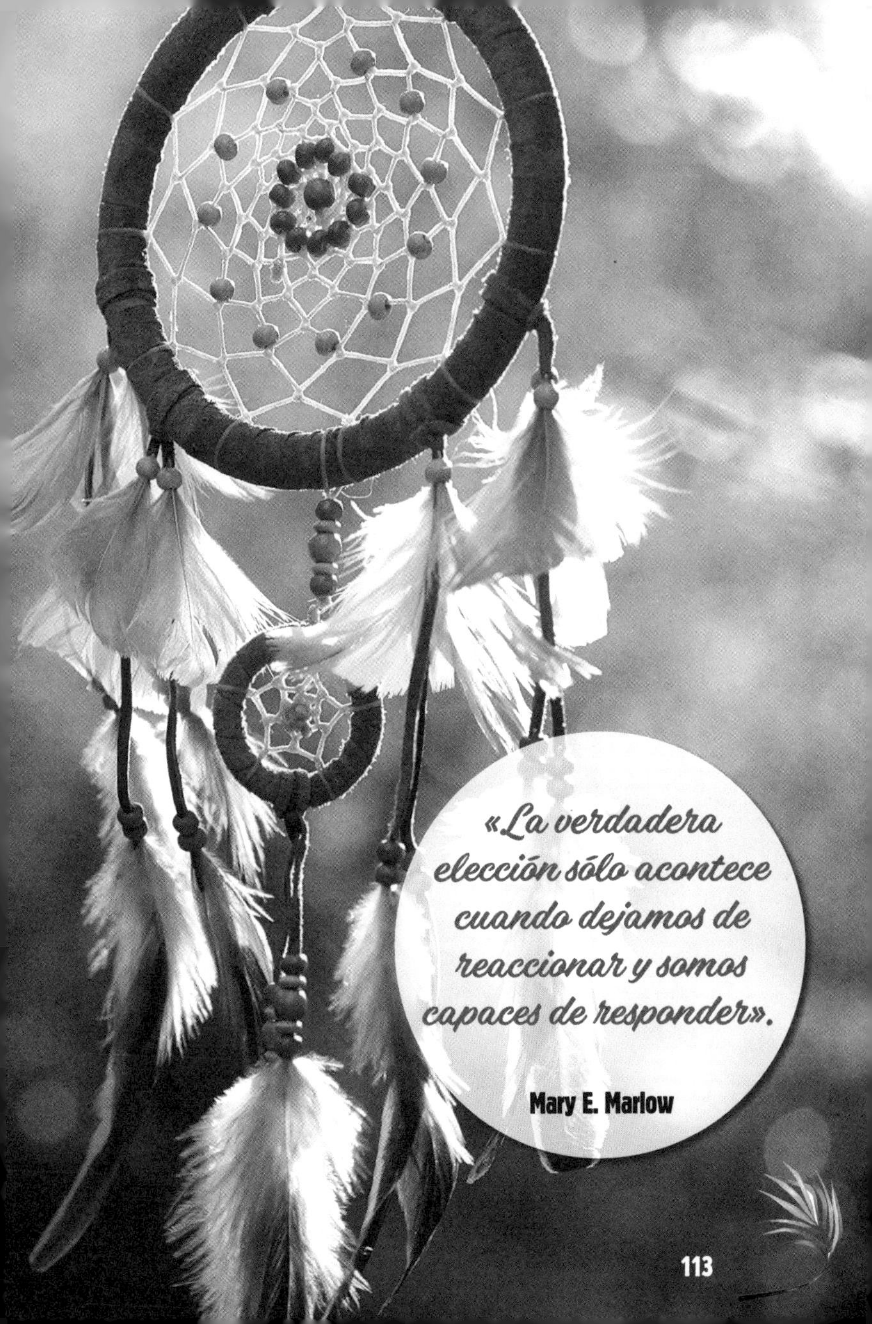

«La verdadera elección sólo acontece cuando dejamos de reaccionar y somos capaces de responder».

Mary E. Marlow

Un peregrino
encuentra a tres hombres
trabajando en una cantera
y les pregunta qué hacen:
–Me gano el jornal –contesta
el primero.
–Labro la piedra –responde
el segundo.
–Construyo catedrales –
dice el tercero.

Anónimo castellano

Diviértete

Si haces un trabajo que no te gusta, no pondrás en él toda tu energía. Es entonces cuando, casi sin darte cuenta, limitas el compromiso con tu actividad a base de contar solamente horas o tareas, y recibir a cambio lo acordado, nada más.

Date la oportunidad de recibir mucho más, empezando por apreciar lo que estás haciendo. Ama tu trabajo, y harás un trabajo que te guste. Desplegarás mucha más energía positiva y tu actividad no estará tan dependiente del cálculo. La abundancia se materializará cuando hagas lo que amas.

Los japoneses tienen el «ikigai». Consiste en el autodescubrimiento personal de las cosas y la actividad que da sentido a la vida, a cada vida. Está compuesto por los pétalos de nuestras habilidades, que dan forma a una flor con aquello para lo que hemos sido llamados... Es una motivación vital que da fuerza para levantarse de la cama por las mañanas.

Y el Ho'oponopono te ayuda a ir más allá de los límites que te autoimpones. Deja que la abundancia fluya a través de tus acciones. Ama y recibirás.

«Sé tu propio maestro.
Hay una lámpara dentro de ti.
Enciéndela y prosigue sin miedo».

Sai Baba

Responsabilidad

Asociada con la práctica hawaiana del Ho'oponopono, la responsabilidad te permite recuperar tu libertad. Cuando comprendes que tu vida no depende de tu cónyuge, de tu jefe, de tu familia o del entorno social, entonces vuelves a tomar las riendas de su vida.

Todo lo que experimentas se basa en las decisiones que has tomado.

Los «culpables» no son tus padres, ni tus relaciones pasadas, ni tu trabajo, ni la economía, ni una discusión, ni tu edad. El único responsable de todas las decisiones y elecciones que tomes eres tú mismo.

Asumir esta responsabilidad vital significa tomar también otras decisiones, por ejemplo, no esperar de los demás el cambio que quieres hacer en tu vida.

Si hay algo en tu vida algo que no te gusta, depende de ti tomar otras decisiones, como cambiar tu actitud o tus creencias. Depende de ti el decidir si quieres o no limpiar tus miedos y limitaciones.

Mírate a ti mismo

Quien está convencido de que su forma de vida es la más sana, la más ecológica o espiritual es tu ego. Le encanta proponerse, señalar su evolución comparándose con los demás. Es este ego el que está convencido de que sólo su visión de la vida es la correcta y que los demás merecen su compasión o consejo sin que se lo pidan.

Reconocer el ego espiritual es observar los propios pensamientos y palabras. Cuando estás en los: «Yo medito más que él» o: «Yo pienso mejor que el otro», el ego se apodera de tu existencia. De esta manera, puede hacer que te pierdas situaciones o personas enriquecedoras de verdad.

Observarse y liberarse de los juicios del ego es una práctica diaria que se puede desarrollar con Ho'oponopono.

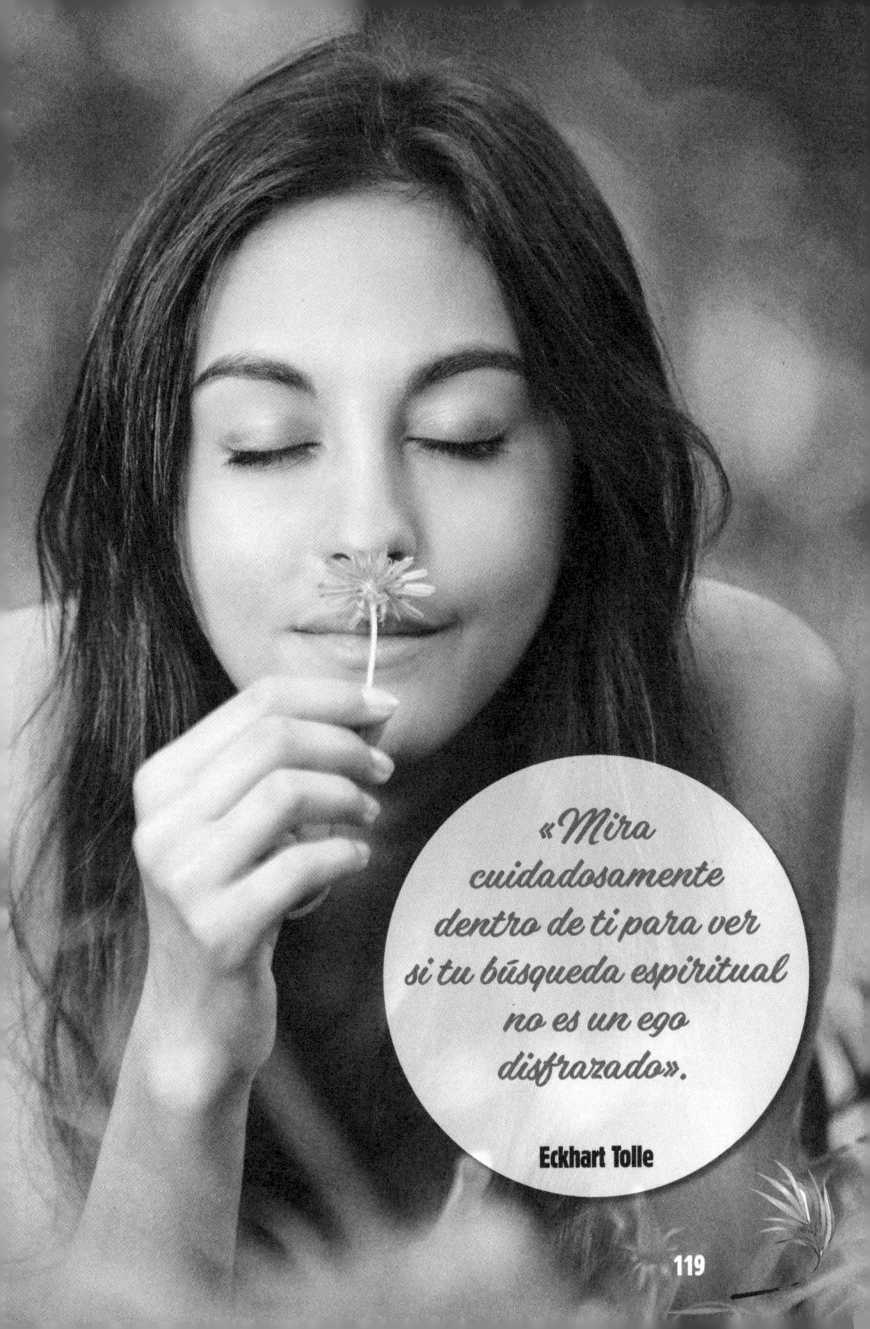
«Mira
cuidadosamente
dentro de ti para ver
si tu búsqueda espiritual
no es un ego
disfrazado».
Eckhart Tolle

«Porque cree en los milagros,
comienzan a suceder.
Porque está convencido de que sus
pensamientos pueden cambiar
su vida, su vida comienza a cambiar.
Porque es seguro que conocerá
el Amor, el Amor aparece».

Paulo Coelho

Cambiar

Mientras estés convencido de que la desgracia siempre llamará a tu puerta, sólo verás las desilusiones, las malas noticias y los golpes del destino que te llegan.

Tu mente selecciona, en los eventos que surgen, sólo aquellos que le permites percibir. Como una radio, recibe las frecuencias que satisfacen unas expectativas –la fatalidad–, dejando de lado todo lo que no corresponde, como la felicidad. De esta manera, te consuela tu creencia inicial de que la desgracia es para ti.

Para cambiar la frecuencia has de cambiar el estribillo: «La vida es difícil, despiadada y está hecha de desgracias», por: «lo siento, perdóname, gracias, te quiero».

Luego, observa que lo que la Vida tiene para ofrecernos es realmente maravilloso.

No hay nadie
en tu vida que no
te haya amado siempre.
Todos están aprendiendo
a demostrártelo.
Igual que tú.

Mike Dooley

Amar

Es muy sencillo: si te amas y te respetas a ti mismo, el Universo te volverá a dar Amor y respeto. Y para atraer el Amor hacia uno mismo, solo existe una manera: ser ese Amor.

Para ser este Amor, es necesario estar lleno de esta energía. Y respetarte a ti mismo es la manera más fácil de estar lleno de este Amor tan revitalizante. A partir de ahí recibiremos los dones del hecho de dar, a la vida y a los demás.

El "Te amo" del Ho'oponopono nos permite limpiar nuestros recuerdos y llenarnos de este Amor que tanto necesitamos.

El ego pierde este flujo generoso porque está muy convencido de que no la merece, o bien que debe tomarla de los demás a escondidas, o con extrañas artimañas. Sólo nuestro ser más profundo recibe esta energía.

Cuando pienses que necesitas ser amado, no esperes a que alguien cumpla tus expectativas. Acomódate en un lugar tranquilo. Pon una mano en tu corazón. Y repítete a ti mismo: "Te amo, te amo, te amo, te amo, te amo, te amo, te amo..."

Asumir

Eres responsable de la energía que traes. La tristeza o la ira que vienen de ti, se notan. Pueden impedir que los demás hablen contigo, o bien pueden causar reacciones que no te gusten.

Ser responsable de tu vida significa tomar conciencia de tu actitud y de la influencia que tienes en tu entorno, y luego asumir la responsabilidad de las consecuencias.

Como siempre, el punto de partida eres tú y tu forma de expresar emociones. Y no se trata de ocultar tus emociones, porque crearás un muro que también generará reacciones, sino más bien entender que las emociones que experimentas tienen un impacto en los que te rodean.

Luego podrás dar la bienvenida a los cambios, como ecos de su estado interior. Además, no hay necesidad de intentar cambiar al otro. Asume la responsabilidad de generar un flujo de sanación recitando en silencio: «lo siento, perdóname, gracias, te quiero».

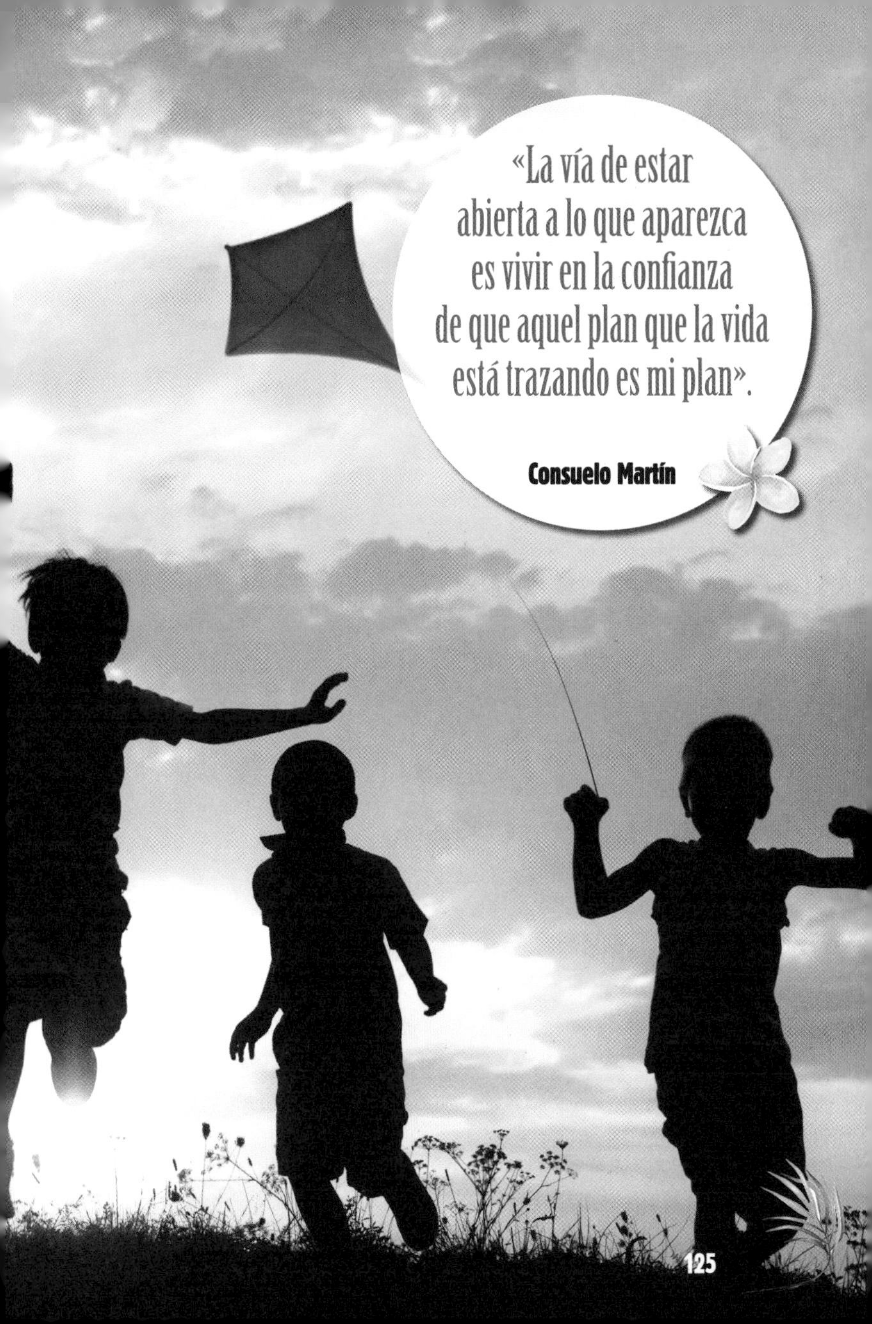

«La vía de estar
abierta a lo que aparezca
es vivir en la confianza
de que aquel plan que la vida
está trazando es mi plan».

Consuelo Martín

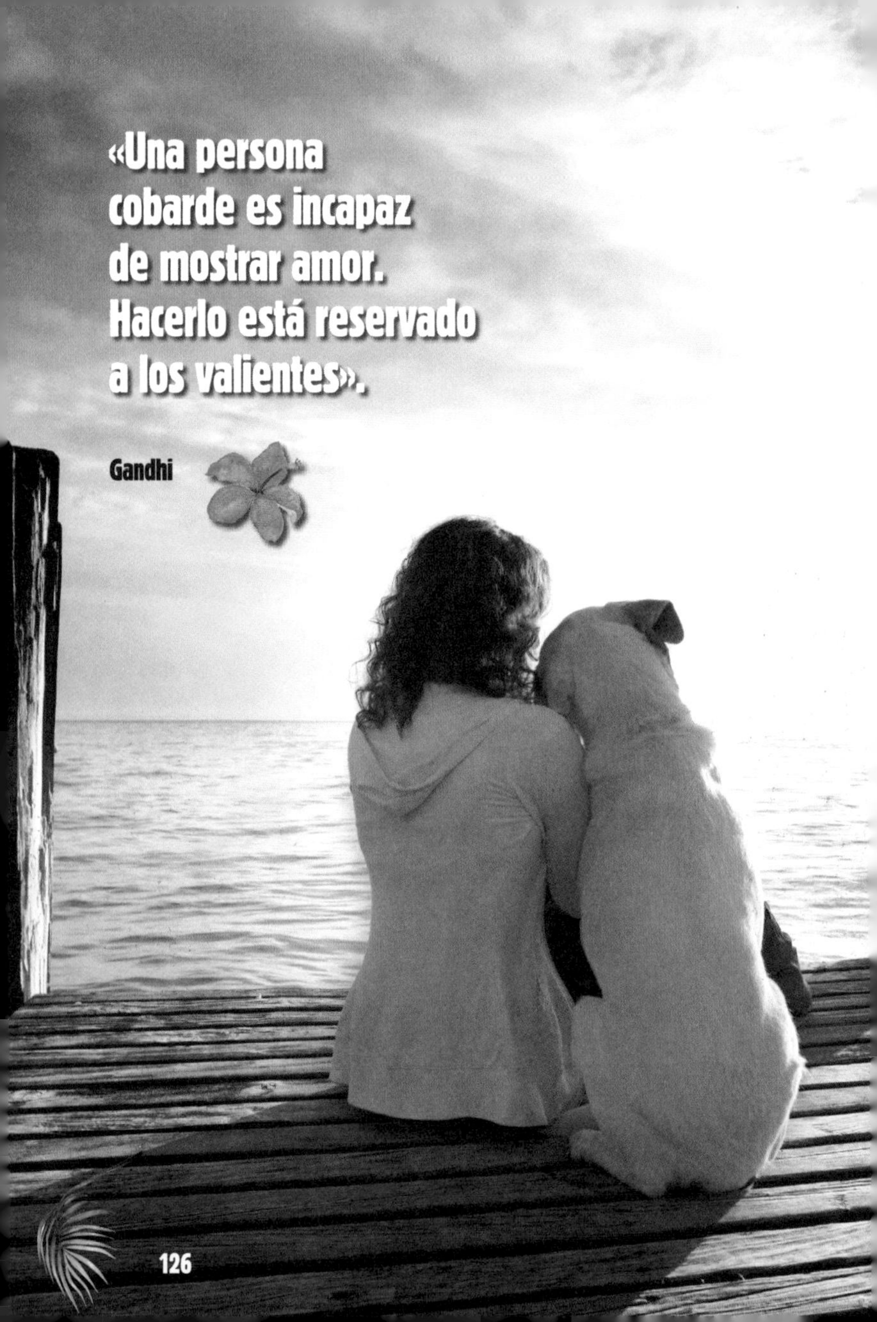

«Una persona cobarde es incapaz de mostrar amor. Hacerlo está reservado a los valientes».

Gandhi

Las injusticias

La felicidad depende mucho de la calidad de nuestras relaciones, tanto con nosotros mismos como con el mundo exterior.

La relación que tenemos con el mundo depende de nuestra visión del mismo. Si estás convencido de que la sociedad es injusta, entonces desarrollas relaciones en torno al sentido de la injusticia. El resultado está distorsionado por esta creencia, o memoria, porque tú crees que este punto de vista es la verdad. Pedir ayuda inspirando piedad o, por el contrario, rechazar cualquier ayuda queriendo mostrar tu fuerza, refuerza este sentimiento. Estás inmerso en la injusticia, creas este movimiento a tu alrededor y recibes sus efectos.

Justificas tu comportamiento por las experiencias que vives, porque validan tu creencia. De hecho, estas situaciones fueron generadas por tu propia actitud en la que la injusticia está en el centro de atención.

Hazte un favor, limpia y piensa en «equilibrio y equidad».

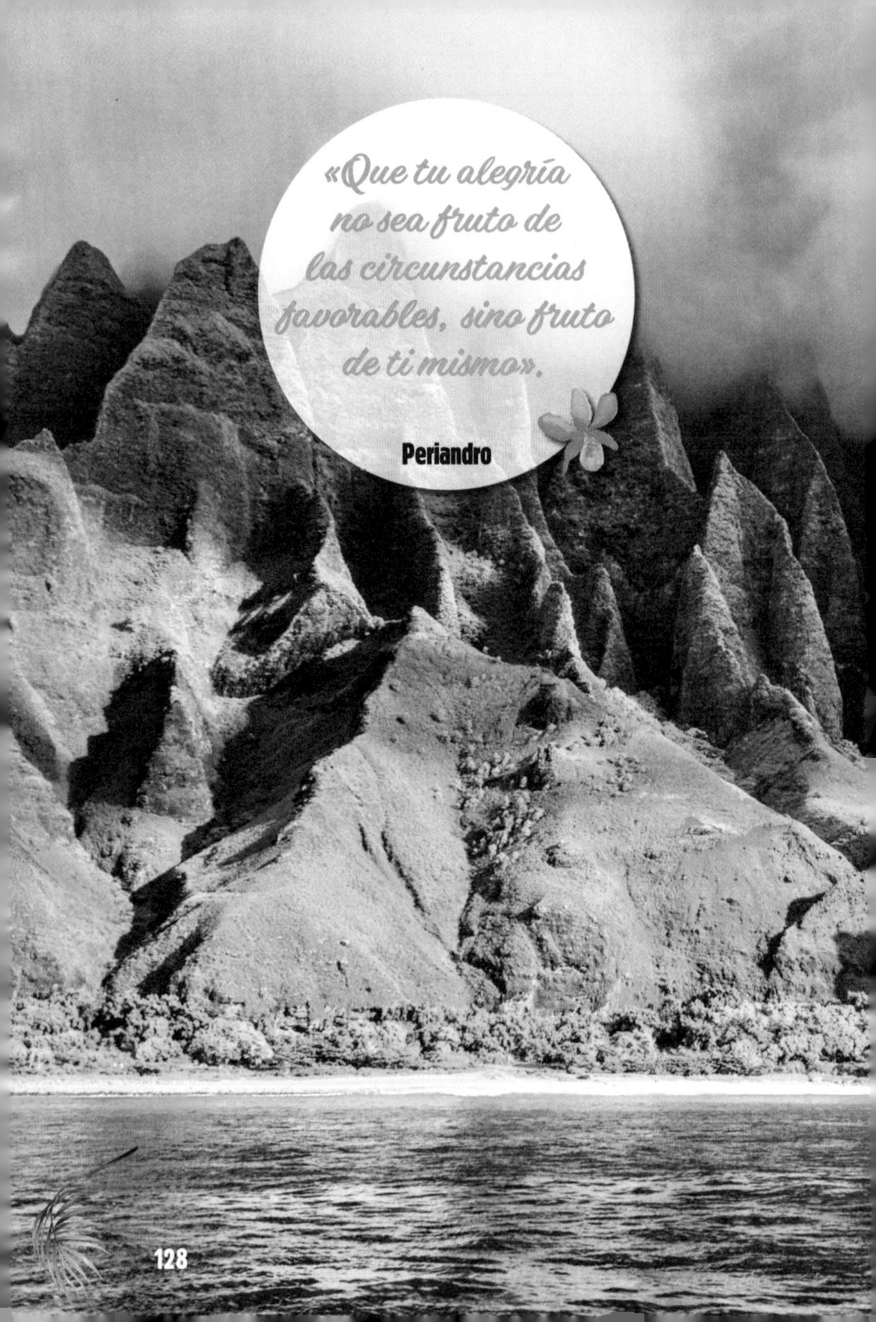

«Que tu alegría no sea fruto de las circunstancias favorables, sino fruto de ti mismo».

Periandro

La desgracia

Cuántas veces hemos visto y oído esta reflexión cuando se habla de países con presencia de pobreza: «No tienen nada y sin embargo parecen felices». Porque sus condiciones de vida no definen quiénes son. Por supuesto, estarían contentos de tener zapatos, agua y comida ilimitados, pero la pobreza no los hace miserables. Esta gente siempre está ansiosa por vivir y reír. Su riqueza interior está muy presente.

El único que se identifica con tu condición es tu ego. Tu Ser profundo sabe que tienes un inmenso potencial y que no hay razón para preocuparse y sentirse devaluado. Cuando cortamos un melón, un tomate, un kiwi… veremos al abrirlo la enorme cantidad de semillas que la generosidad de la naturaleza ha puesto ahí. Comer un melón nos recuerda que, salvo una catástrofe imprevisible, vendrán muchos melones más.

La desgracia no viene de tu condición de vida, sino del condicionamiento de tu mente. Tan pronto como la desgracia parezca abrumarte, limpia este condicionamiento y regresa a tu verdadera naturaleza.

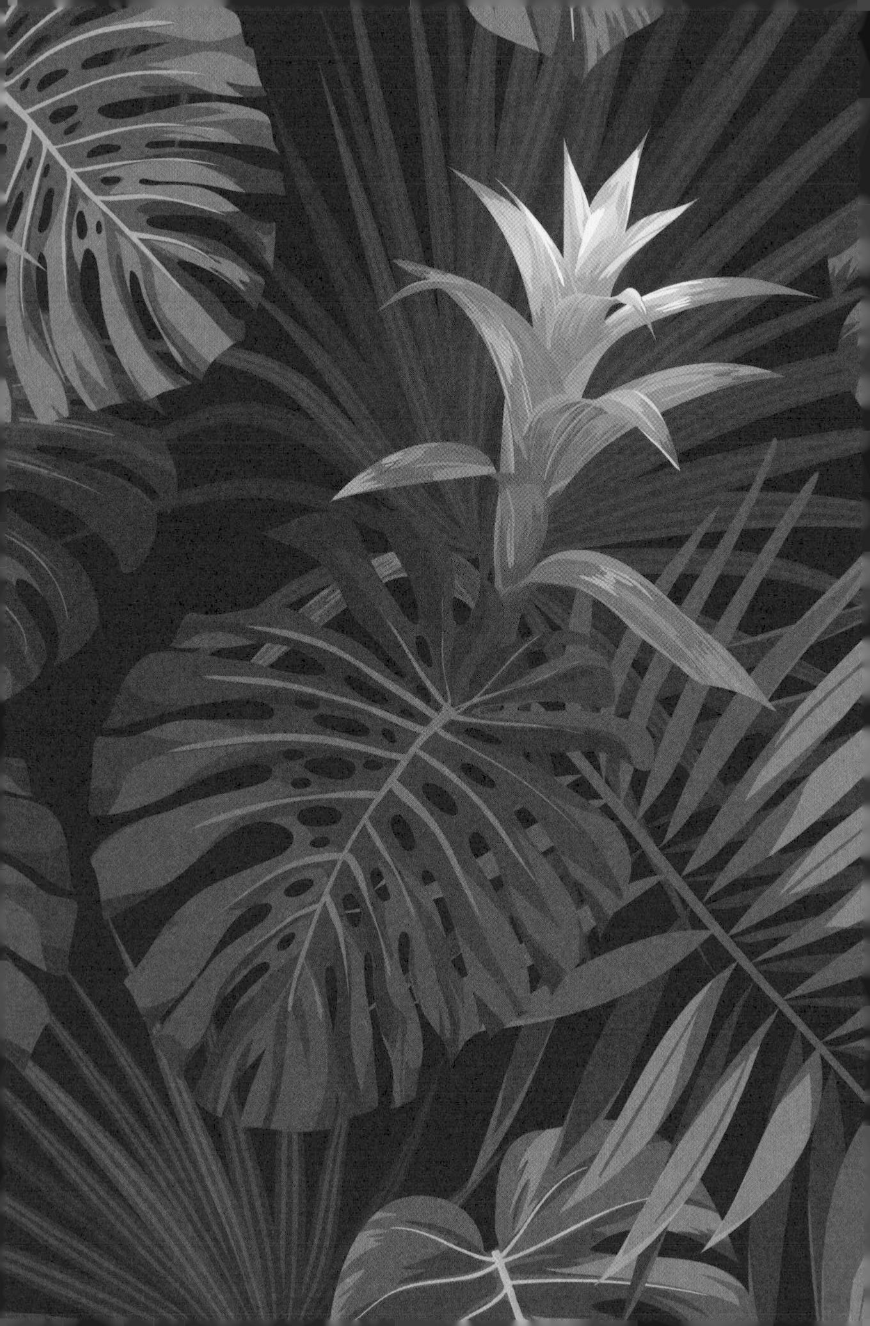

La voz de tu alma

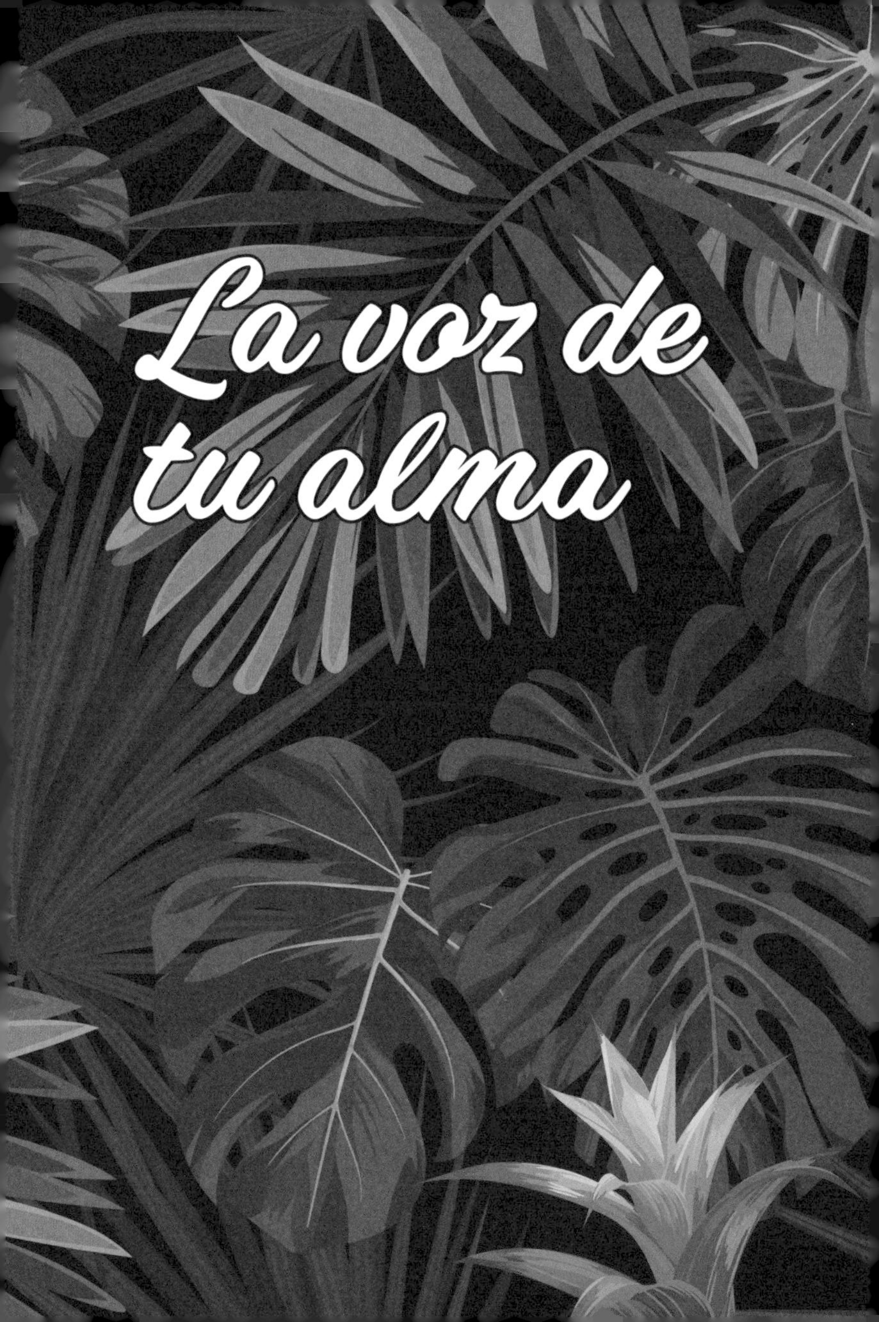

Los demás

Hay recuerdos que guardamos como verdades y que nos empujan a comportarnos como si nuestras vidas dependieran de ello. «Si cambio, ¿qué pensarán mis padres de mí?», «No puedo hacer eso, mis hijos no lo entenderán», o «Mis amigos siempre me han conocido así».

Estas frases expresan un miedo, el miedo a no ser aprobado por los que te rodean si cambias de trabajo, de pareja o de estilo de vida. Su existencia se convierte en una sucesión de interpretaciones de lo que quieren tus seres queridos y se convierte en dependencia.

Pides tanta atención a los que te rodean que a veces rechazan tus constantes peticiones. Lo que quiere la gente que realmente te ama es verte feliz, por ti mismo y para ti mismo, sean cuales sean tus elecciones.

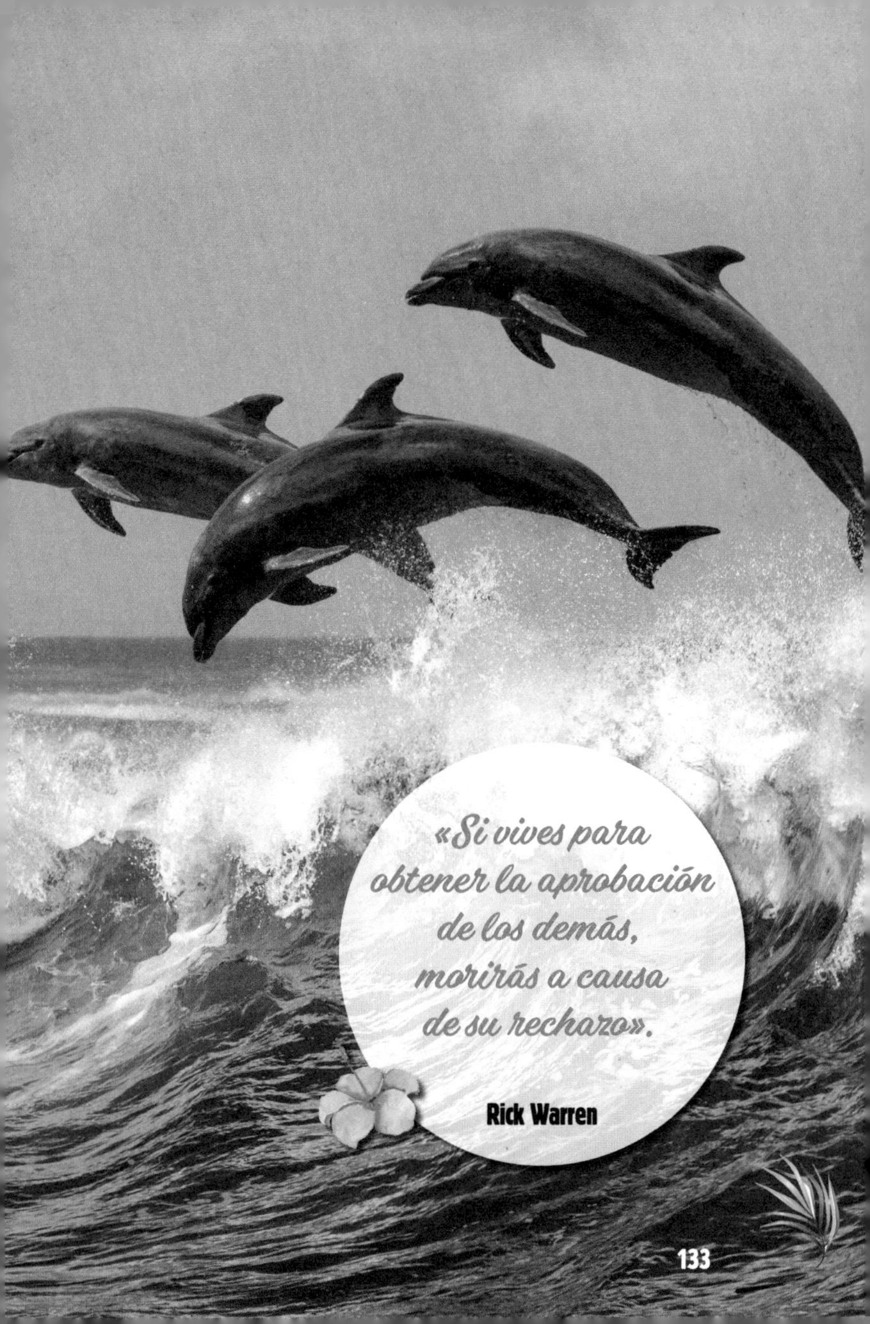
«Si vives para obtener la aprobación de los demás, morirás a causa de su rechazo».
Rick Warren

La zona de confort

¿Cómo puedes sentirte seguro cuando acaban de robarte o te han despedido? ¿Cómo podemos estar seguros en un mundo donde la violencia puede ocurrir a la vuelta de la esquina?

La vida es una sutil combinación de drama y maravilla. Cada evento está ahí para recordarnos que todo cambia constantemente. Incluso los desastres no duran, aunque dejan huellas que nos recuerdan lo importante que es apreciar a las personas que amamos y los momentos de calma que experimentamos.

La vida nos empuja fuera de nuestra zona de confort para ayudarnos a descubrir nuestros tesoros internos. Puedes cambiar de trabajo, cambiar de casa, cambiar de comportamiento e ir con seguridad en tu propia dirección.

«No te preocupes
de si te aman otras personas.
Eso es problema de ellos».

Ken Keyes

Generosidad de espíritu

Si quieres algo especial y no sucede, la frustración viene y desencadena conflictos. Así que «si quieres ser rico, da. Y recuerda que cuando hayas dado tanto como has recibido, ¡todavía no has dado nada!», decía Vicente Ferrer. Dar sin demora no significa dar sin recibir, sino aceptar que el retorno, la devolución, se produce de forma inesperada.

Mientras actúes con la esperanza de que aparezcan acciones o agradecimientos específicos, y no llegan, aparecerán la frustración y la decepción. Dar sin esperar permite aceptar cualquier forma de devolución. Permites que otros regresen a ti, a su manera, mientras te liberas de las restricciones de la espera.

Dar, limpiar y observar la generosidad de la vida.

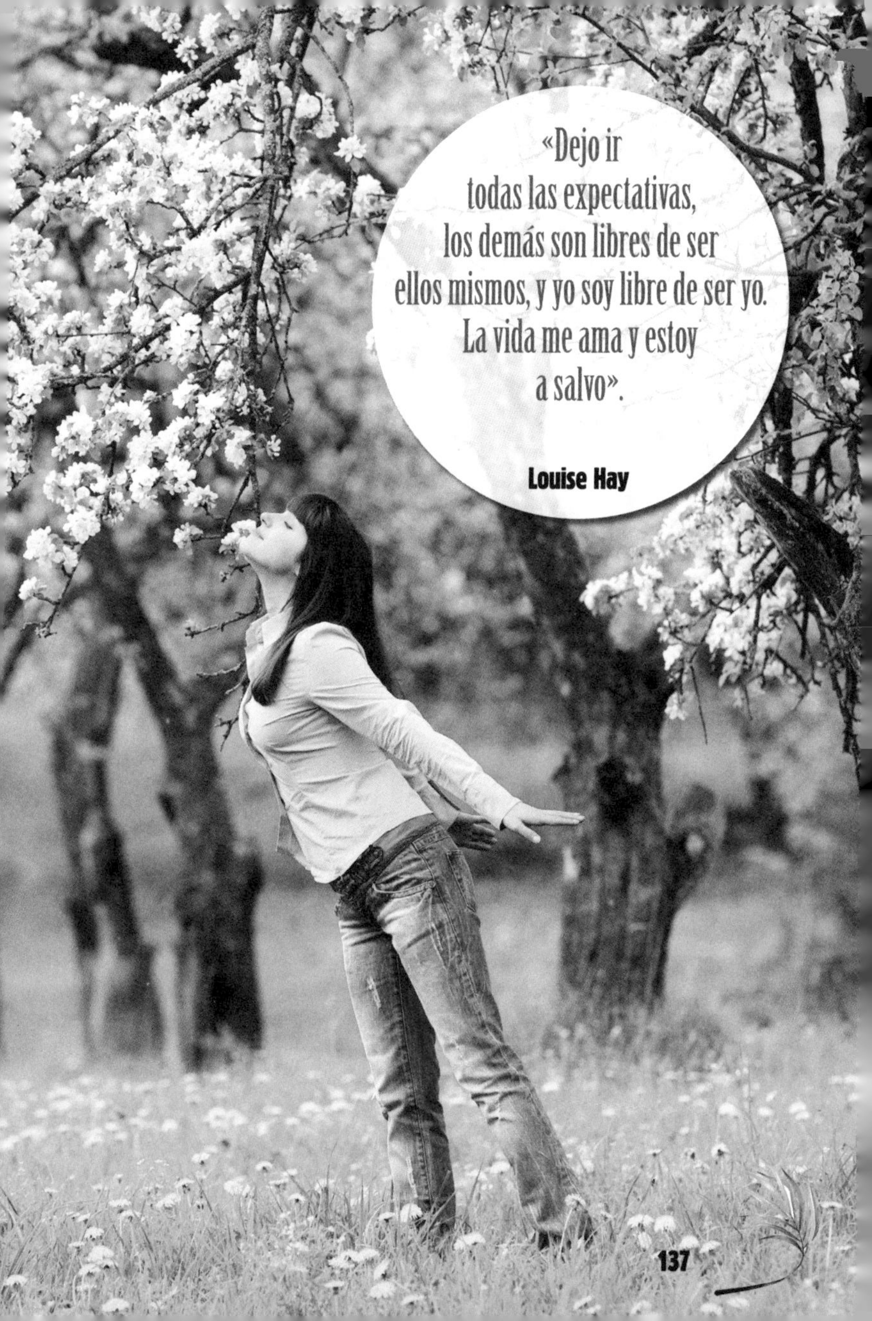

«Dejo ir
todas las expectativas,
los demás son libres de ser
ellos mismos, y yo soy libre de ser yo.
La vida me ama y estoy
a salvo».

Louise Hay

Para no sufrir más

¿Cuál es el propósito del sufrimiento? Liberarte de los recuerdos que se han vuelto limitantes. Tan pronto como sientes una emoción desagradable, que estás enojado, triste o decepcionado, eso es una señal de que se ha despertado un recuerdo o una creencia que ya no te convienen. Es hora de liberarse y cambiar a otro modo de funcionamiento.

No es necesario ser consciente de la memoria que se ha despertado. Lo esencial es practicar Ho'oponopono sobre la emoción, luego observar dentro de ti mismo. La situación que causó este dolor no puede ser transformada. Sólo tu reacción puede cambiar si te liberas de un condicionamiento que te encierra en la oscuridad.

Así, recitando para tus adentros el mantra y activando la limpieza interior, la oscuridad de tu existencia se convierte en el punto de partida para una vida más brillante.

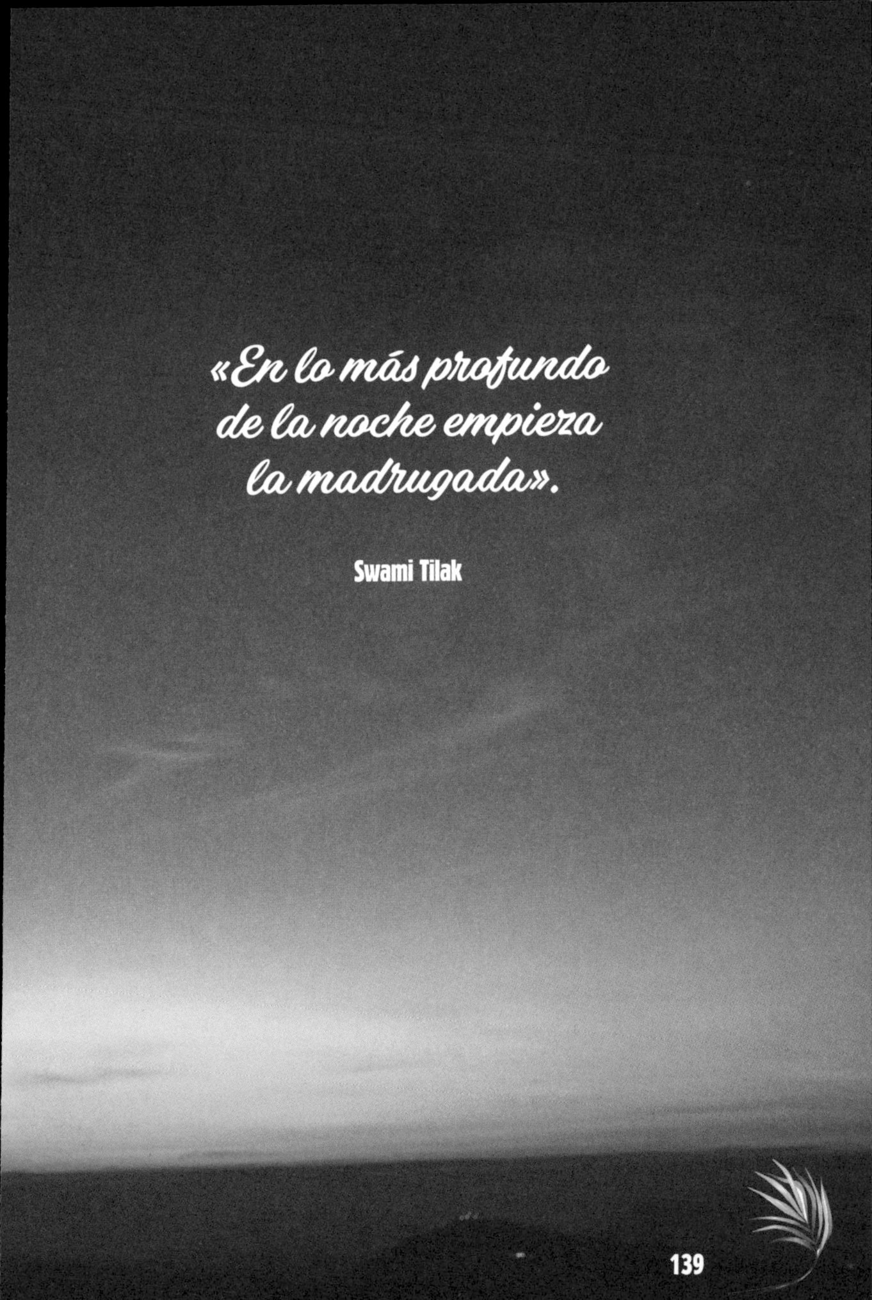

«En lo más profundo de la noche empieza la madrugada».

Swami Tilak

Perfección

Buscar la perfección en el exterior es una tortura que nos infligimos todos los días. Esperamos que el mundo sea diferente, es decir, que responda a nuestras creencias y valores.

Cada persona tiene sus propios valores, y el planeta no puede responder a estos miles de millones de visiones. Tan pronto como vuelves a enfocarte, vuelves al momento presente y entonces la perfección surge como algo natural. Te das cuenta de que todos estos momentos han hecho posible alcanzar lo que eres en este preciso momento.

Ahí está la perfección, en esta improbable combinación donde vemos el resultado. Siente el aliento que te anima, tu aliento, la Vida que hay en ti, estás perfectamente vivo.

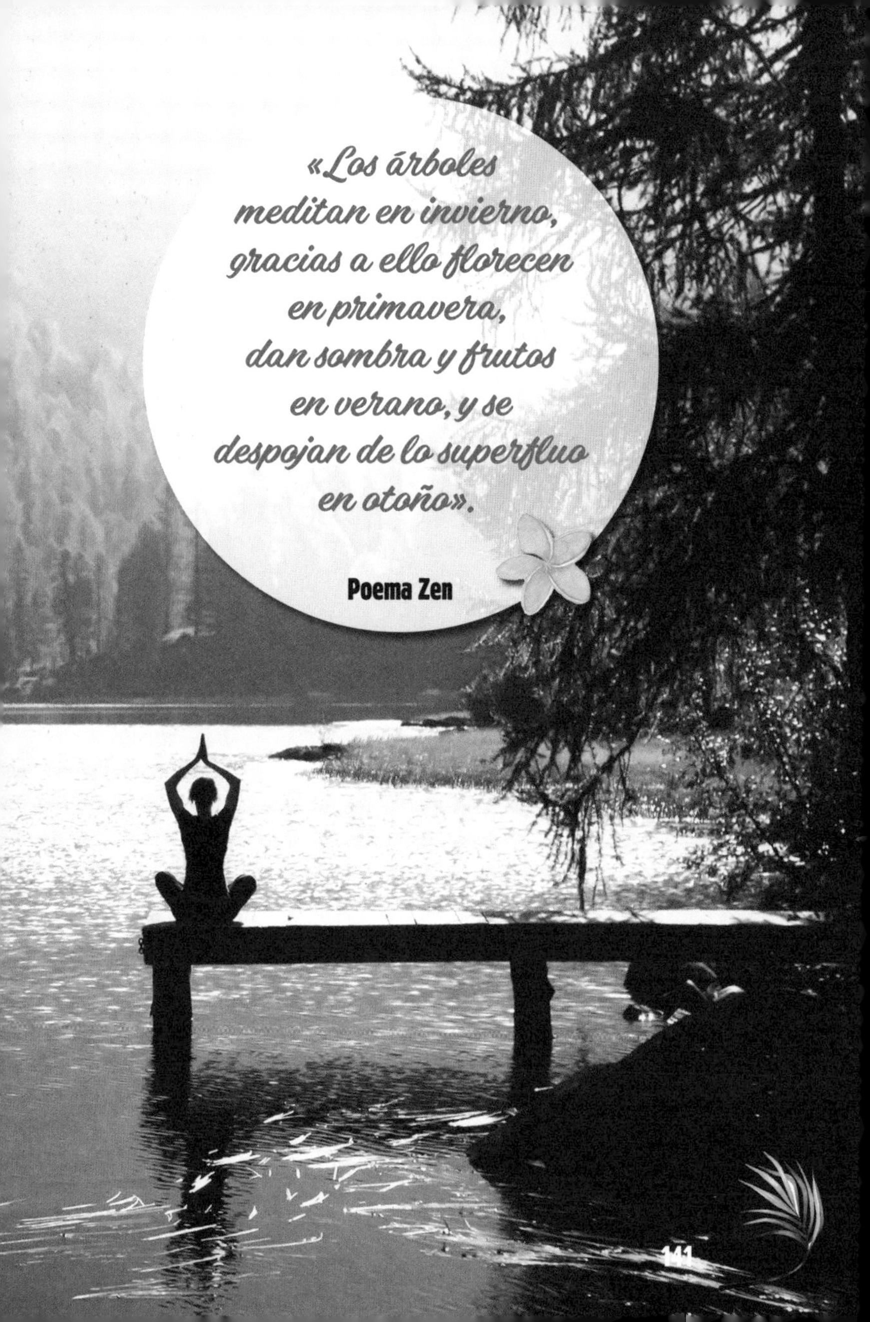

*«Los árboles
meditan en invierno,
gracias a ello florecen
en primavera,
dan sombra y frutos
en verano, y se
despojan de lo superfluo
en otoño».*

Poema Zen

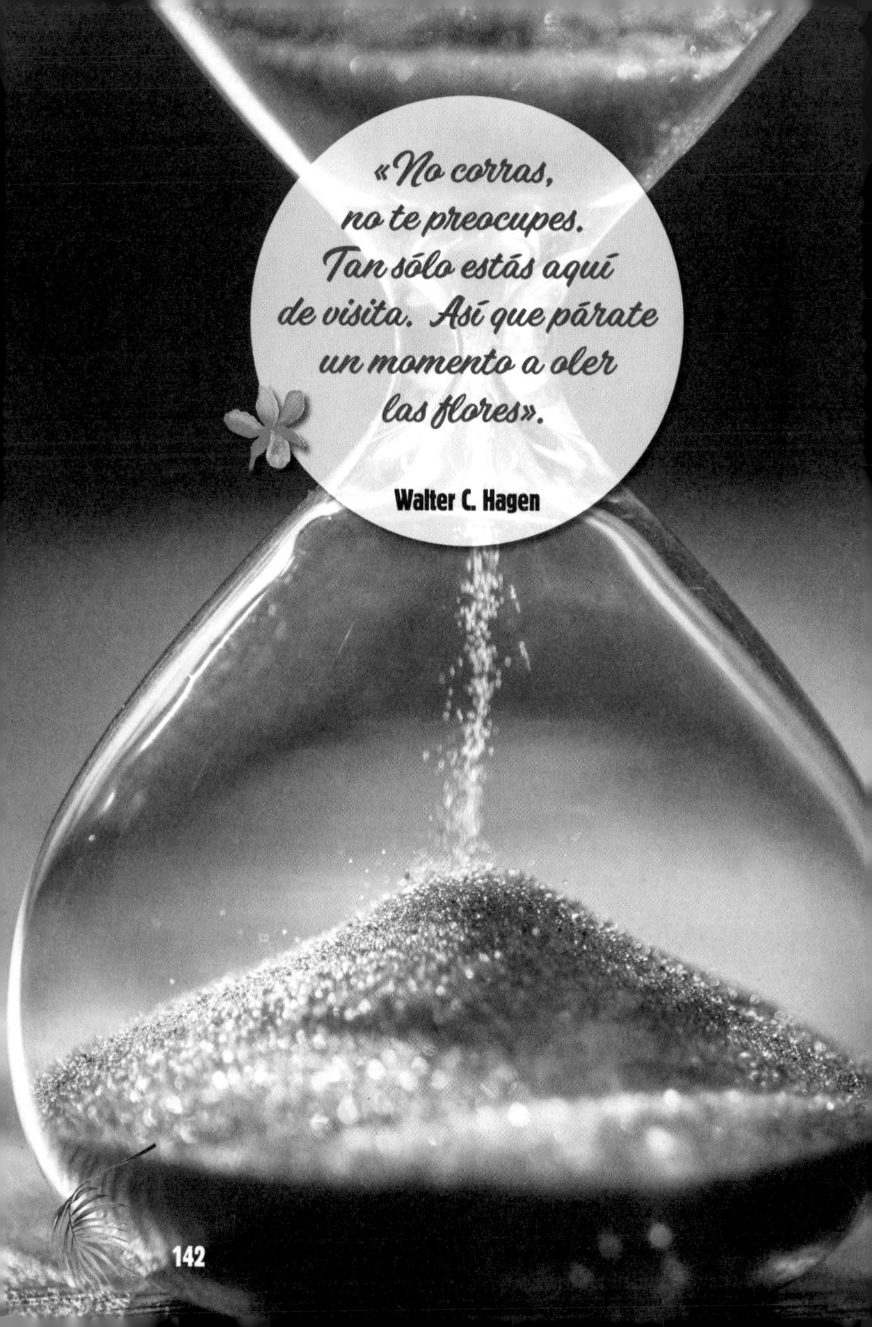

*«No corras,
no te preocupes.
Tan sólo estás aquí
de visita. Así que párate
un momento a oler
las flores».*

Walter C. Hagen

Reducir la velocidad

Cuando sientes pánico porque todo parece apresurarse, es un buen momento para dar un paso atrás. Sin embargo, tú estás convencido de que estos momentos de respiro te penalizarán. «Este no es el momento de descansar, con todo lo que tengo que hacer» o «tengo que encontrar una solución ahora». En estos momentos, tu visión se estrecha y reproduce una reacción fisiológica heredada de nuestros antepasados que tuvieron que centrarse en el peligro para sobrevivir.

Hoy en día, esta capacidad se ejerce en todas las situaciones estresantes. Ya no escuchamos las otras propuestas y sólo vemos una posibilidad, sin soluciones.

Para abrir los ojos, lanza la fórmula Ho'oponopono en silencio y dentro de ti. Expande tu mente eliminando las barreras erigidas por el estrés y el miedo. Ve más despacio y mira. Reduce la velocidad y disfruta de todo lo que le rodea.

Reconciliación

Ser tú mismo en todo momento es un reto. El hábito de asumir roles te hace creer que son eternos. Con el tiempo, esta falsa identidad se vuelve pesada de llevar, y a veces se necesita un evento dramático para tomar la decisión de mostrar quién eres.

Ser uno mismo significa dejar ir este ego al que le gusta interpretar papeles, como ser un padre, un director, una esposa. Estas funciones son únicas en el sentido de que son temporales. Los hijos se van de casa, se divorcian, son despedidos o jubilados. La desaparición de un papel puede causar sufrimiento. Recordar tu verdadera identidad es uno de los principios de la sabiduría hawaiana. Al reconciliarte contigo regresas a tu Ser profundo cuando limpias los recuerdos que te atan a estos roles. Vuelves a Ti.

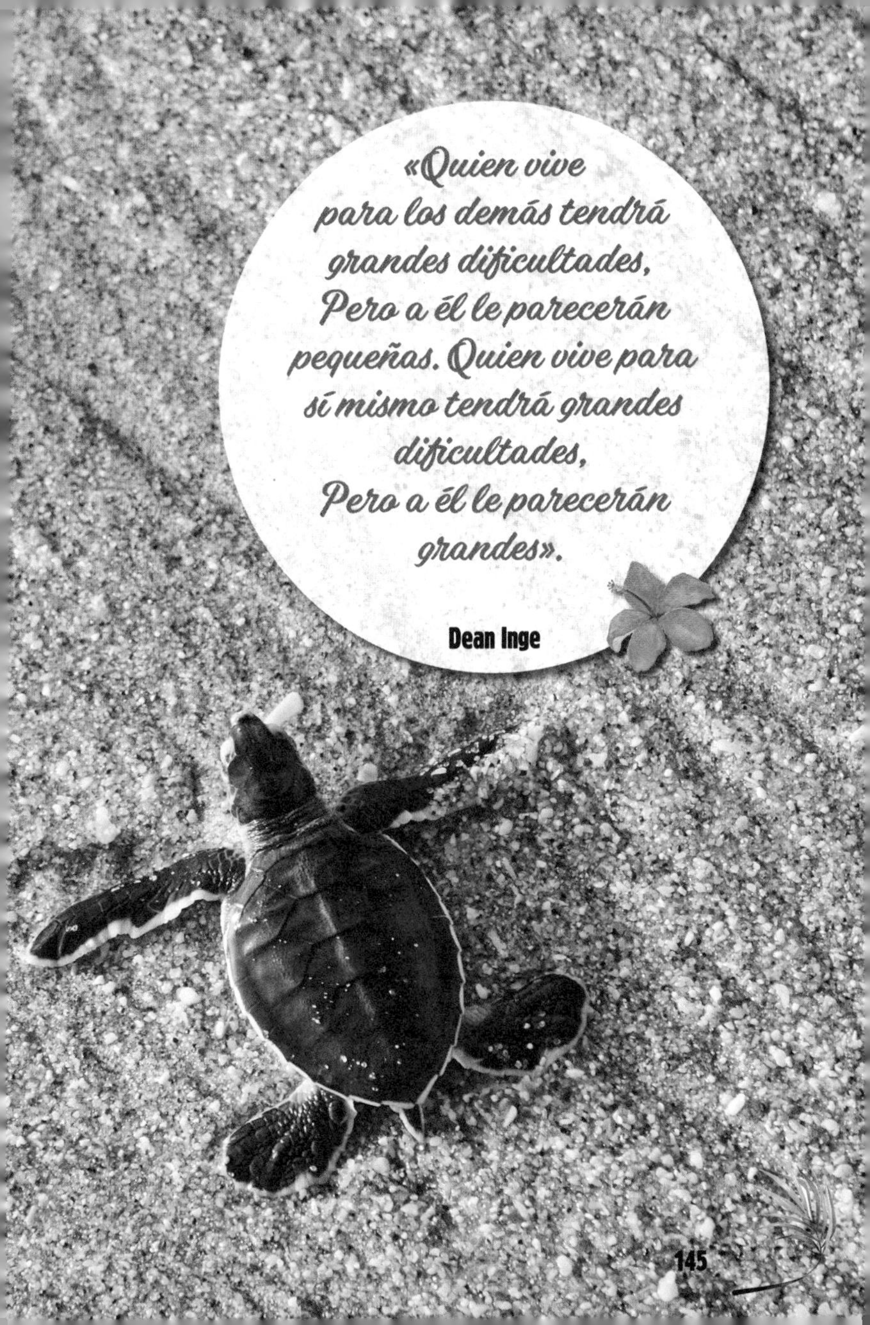

*«Quien vive
para los demás tendrá
grandes dificultades,
Pero a él le parecerán
pequeñas. Quien vive para
sí mismo tendrá grandes
dificultades,
Pero a él le parecerán
grandes».*

Dean Inge

Seguir adelante

Lo que piensas sobre el perdón puede ser lo que te impide vivirlo. El perdón no se trata de dejar ir, sino de decidir seguir adelante. Perdonar es comprender que por el don de tu Amor incondicional, tú desarrollas tu libertad.

La primera persona a la que tienes que perdonar es a ti mismo. Empieza por perdonarte a ti mismo por sentirte victimizado, indefenso, vacío, desesperado, incapaz, enojado, despreciado, tratado injustamente o infeliz.

Perdónate por estar en un conflicto, perdónate por no haber podido evitarlo, perdónate por vivir en una situación devastadora... Cuando por fin conozcas al enemigo verás que es… ese que aparece cuando te miras al espejo.

Con Ho'oponopono, es posible experimentar esta liberación diariamente recitando la fórmula tan pronto como surjan conflictos y molestias.

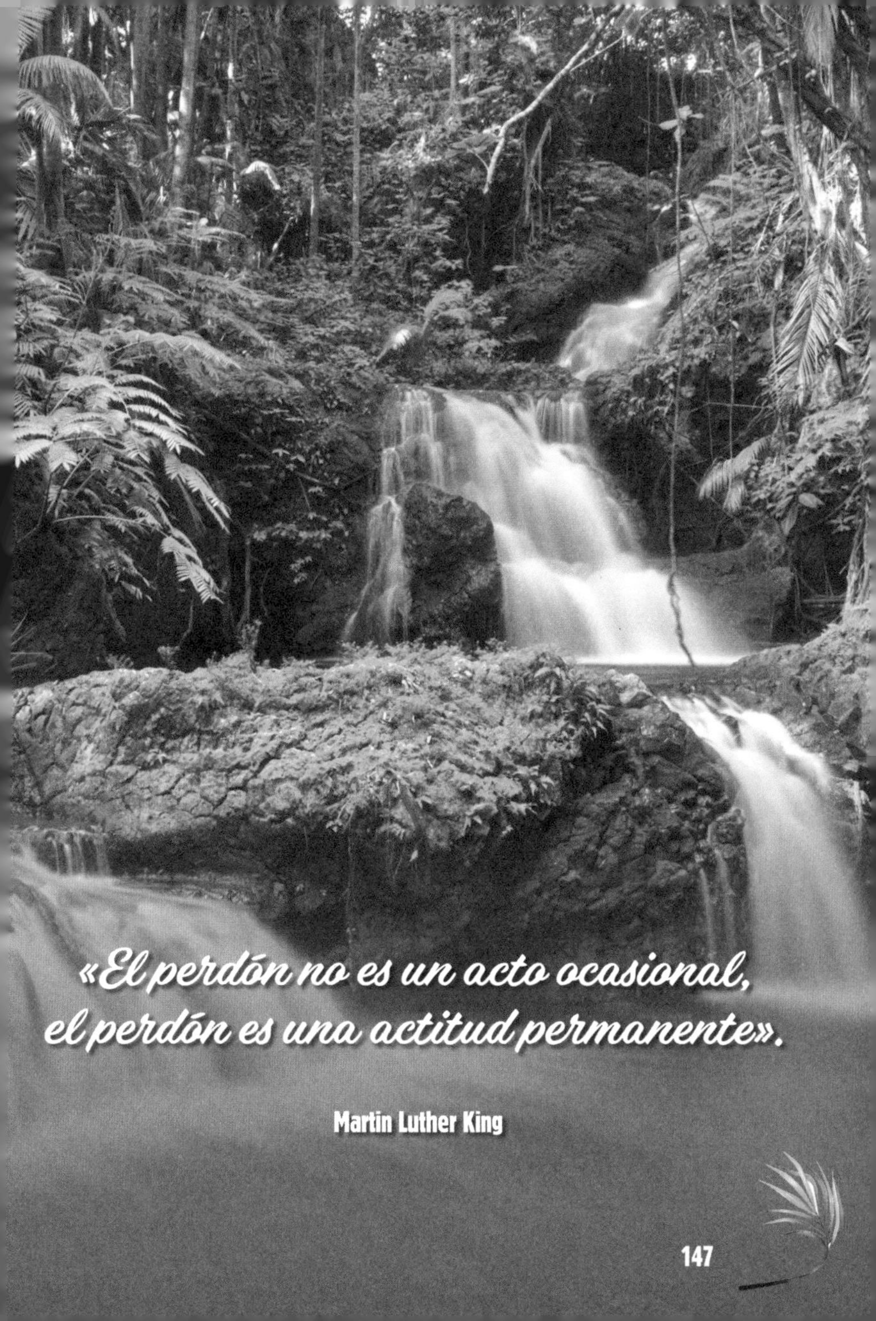

«El perdón no es un acto ocasional, el perdón es una actitud permanente».

Martin Luther King

«El amor es
como un pájaro,
no hay rama sobre
la que no pueda
descansar».

Proverbio hawaiano

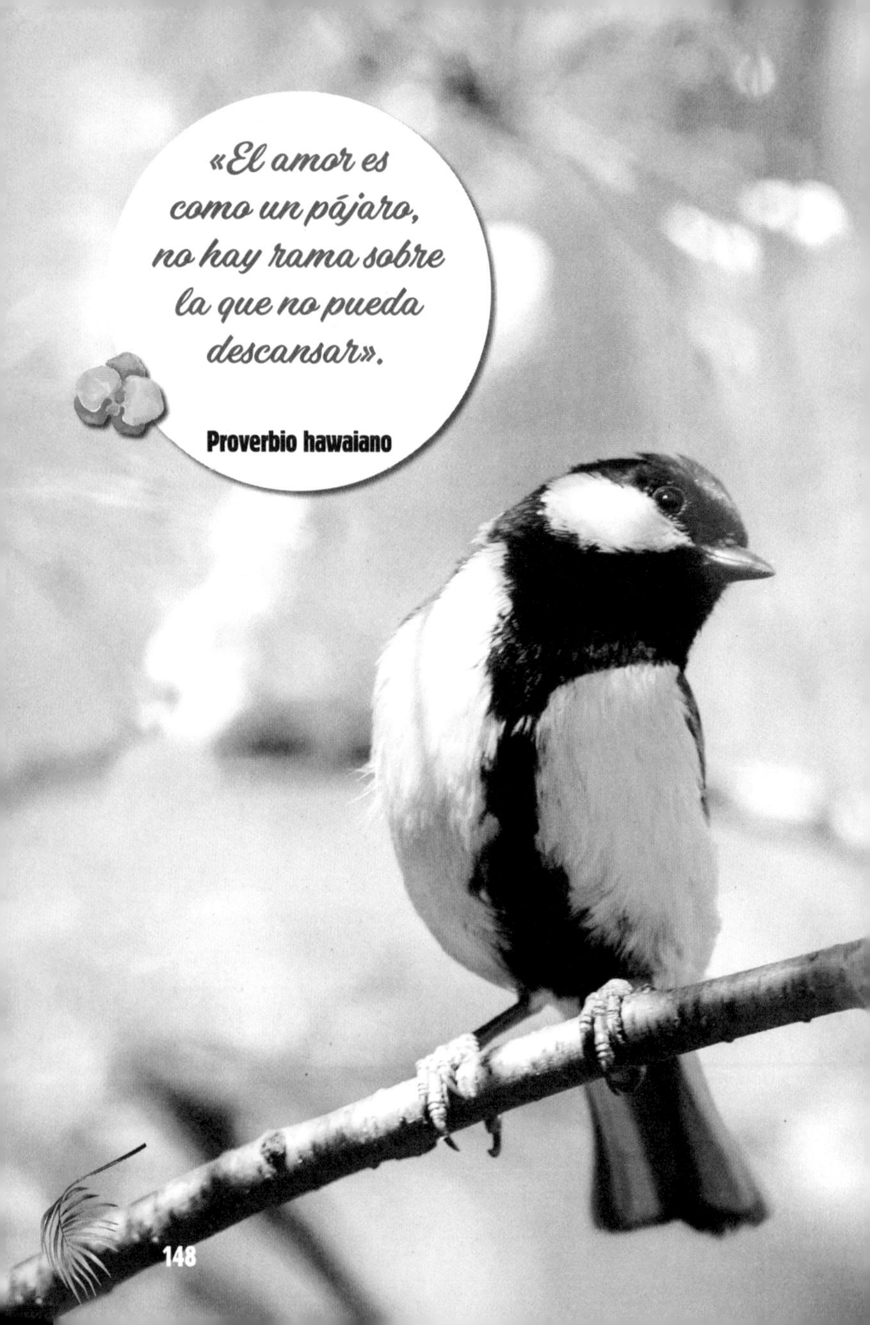

Amor universal

Cada uno de nosotros merece el Amor. El amor no tiene prejuicios. Está disponible en cualquier momento, listo para entrar en tu corazón. El amor sólo espera tu permiso para venir a tu casa.

El espíritu que dota de vida a todas las cosas es el amor. No hay una sola criatura en este planeta que no tenga acceso a esta energía benevolente. El amor no selecciona, es un flujo generoso e incesante que baña al Universo.

Si crees que, hasta ahora, no has tenido pruebas de su generosa presencia, limpia las emociones negativas que bloquean el acceso a tu corazón. «lo siento, perdóname, gracias, te quiero» es la contraseña universal para abrir el camino al Amor incondicional. Deja que esta corriente fluya a través de ti, sin esperar, y observa lo que te está sucediendo.

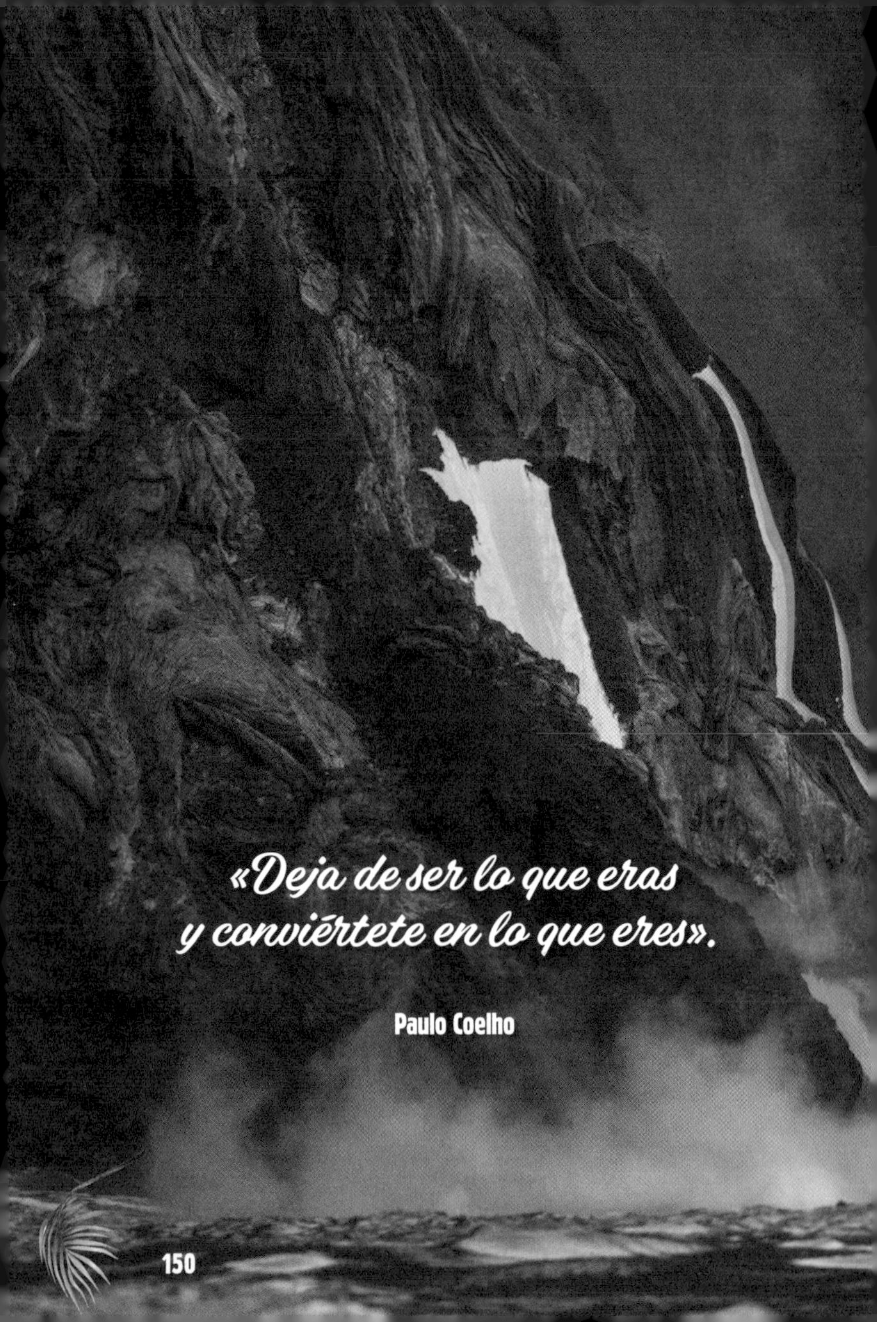

*«Deja de ser lo que eras
y conviértete en lo que eres».*

Paulo Coelho

El potencial

Identificarse con tu historia pasada es una de las facultades del ego, y esto paraliza tu evolución. Porque suspendiste un examen en la escuela, te sientes como un fracasado. O porque una cita romántica terminó mal, piensas que nunca puedes vivir una relación plena. Si te han despedido al cabo de muchos años al servicio de una compañía, piensas que ya no vales para nada. El ego se define a través de los acontecimientos, «Soy un fracaso», «Yo nunca podré vivir en pareja», o «Ya no valgo nada».

En realidad, se trata de una experiencia. Lo que eres está más allá de esta historia. Eres el resultado de una multitud de experiencias... que ya no existen. Utilízalas para comprender mejor y superar tus limitaciones. Limpia, para descubrir tu potencial y todo lo que realmente eres.

La persona verdaderamente sabia es aquella que aprende con las lecciones de la vida y la naturaleza.

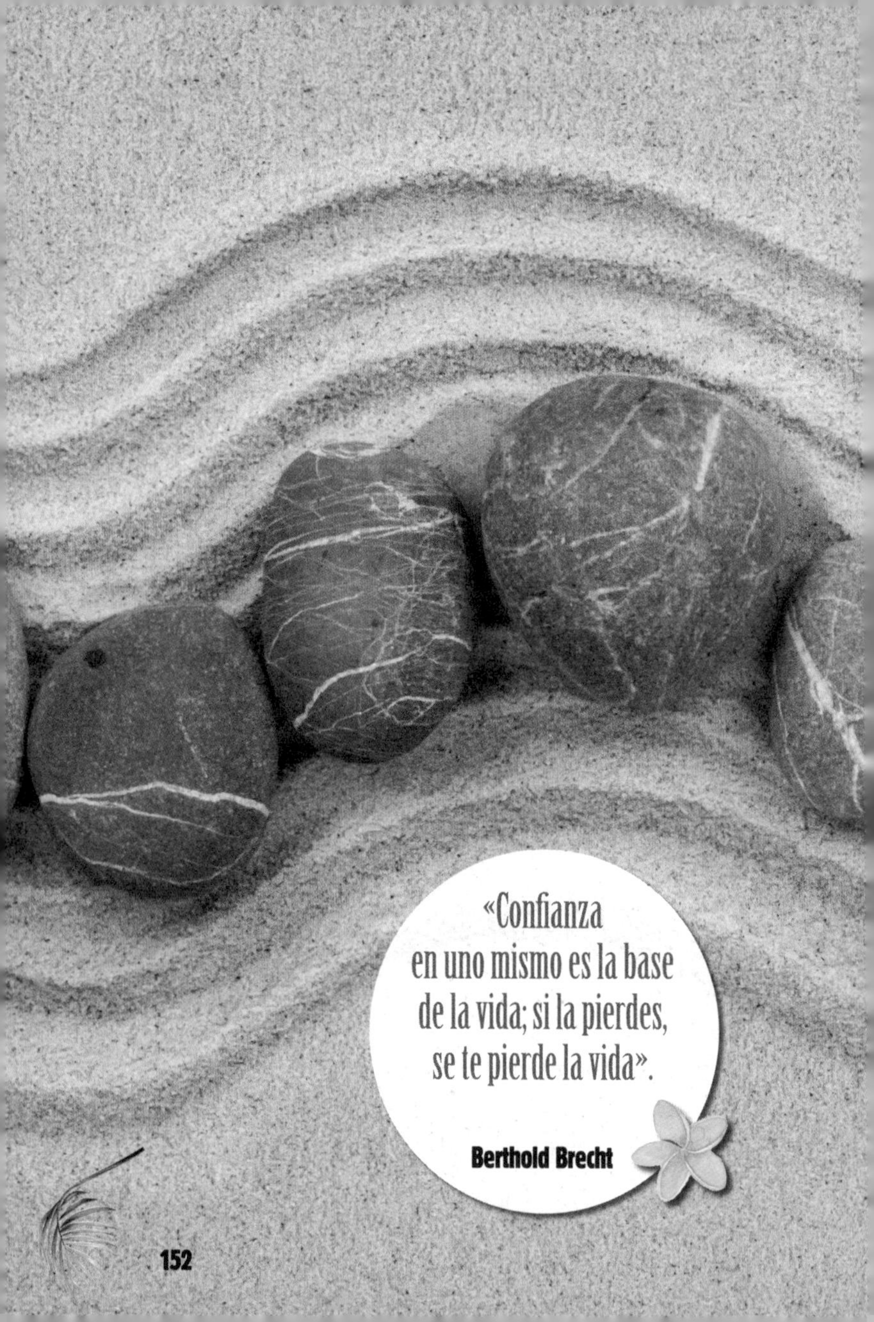

«Confianza
en uno mismo es la base
de la vida; si la pierdes,
se te pierde la vida».

Berthold Brecht

Confianza

El éxito no viene de lo que hacemos, sino de lo que somos. Ho'oponopono te permite cambiar tu estado de ser, liberar miedos para desarrollar confianza. Es tu manera de reaccionar la que te pondrá en el camino hacia el éxito o el fracaso. Siempre habrá obstáculos. Incluso son necesarios, porque te permiten descubrir lo que realmente te conviene, eliminando lo que ya no quieres, o ya no tiene sentido.

Al comenzar la carrera con una actitud limpia, te das una mejor oportunidad de alcanzar tus objetivos que al estar en una posición de bloqueo o de fracaso.

Permítete alcanzar el final de tu éxito limpiando las dudas y miedos dentro de ti mismo. Desarrolla un estado de ser que venga del corazón en lugar de los miedos.

Experiencia

Cada evento en tu vida, feliz o desafortunado, te ha ayudado en la construcción de tu personalidad. Lo que eres hoy es el resultado de todas estas experiencias que has vivido. Estos acontecimientos han sido la base de tu presencia, hasta llegar aquí y ahora.

Incluso una dolorosa separación era necesaria, o la pérdida de ese ser querido, o el nacimiento inesperado de aquel bebé o el encuentro con esa persona. Su pasado se compone de todos estos elementos inseparables de tu existencia actual. Sin embargo, hayan tenido tu interés, también deben ser guardados en su lugar en el pasado.

Era necesario vivir todas las experiencias vividas, pasar al siguiente paso, luego al siguiente, hasta el momento presente.

Estos pasos solo han sido pasos. Lo que importa no es tu historia, sino lo que eres hoy.

«La realidad no es que seas débil y tu sueño sea ser más fuerte. Que seas pobre, y tu sueño sea ser rico. Que estés solo y tu sueño sea tener amigos, sino que ya eres fuerte, rico y tienes amigos (sin embargo, a veces sueñas que no es así)».

Mike Dooley

El auténtico combate

El ego es la parte del yo que no cuestiona sus verdades y piensa que los demás, todos los demás, no han entendido nada. Quiere controlar lo incontrolable y trata de convencer al otro para que vea como él.

Tan pronto como reconozcas esta actitud en la otra persona, asegúrate de no actuar de la misma manera. De lo contrario, tu ego toma el control. Cada vez que lo identifiques, sumérgete en la fórmula de la sabiduría. Al abandonar estas ganas de control sobre ti, sobre el otro, la batalla del ego desaparece.

En la siguiente cita de Eckhart Tolle puedes ayudarte en este «no reaccionar», con una limpieza Ho'oponopono, repitiéndote las palabras de sabiduría: «lo siento, perdóname, gracias, te quiero», a este ego que aquí y ahora ya no tiene su lugar.

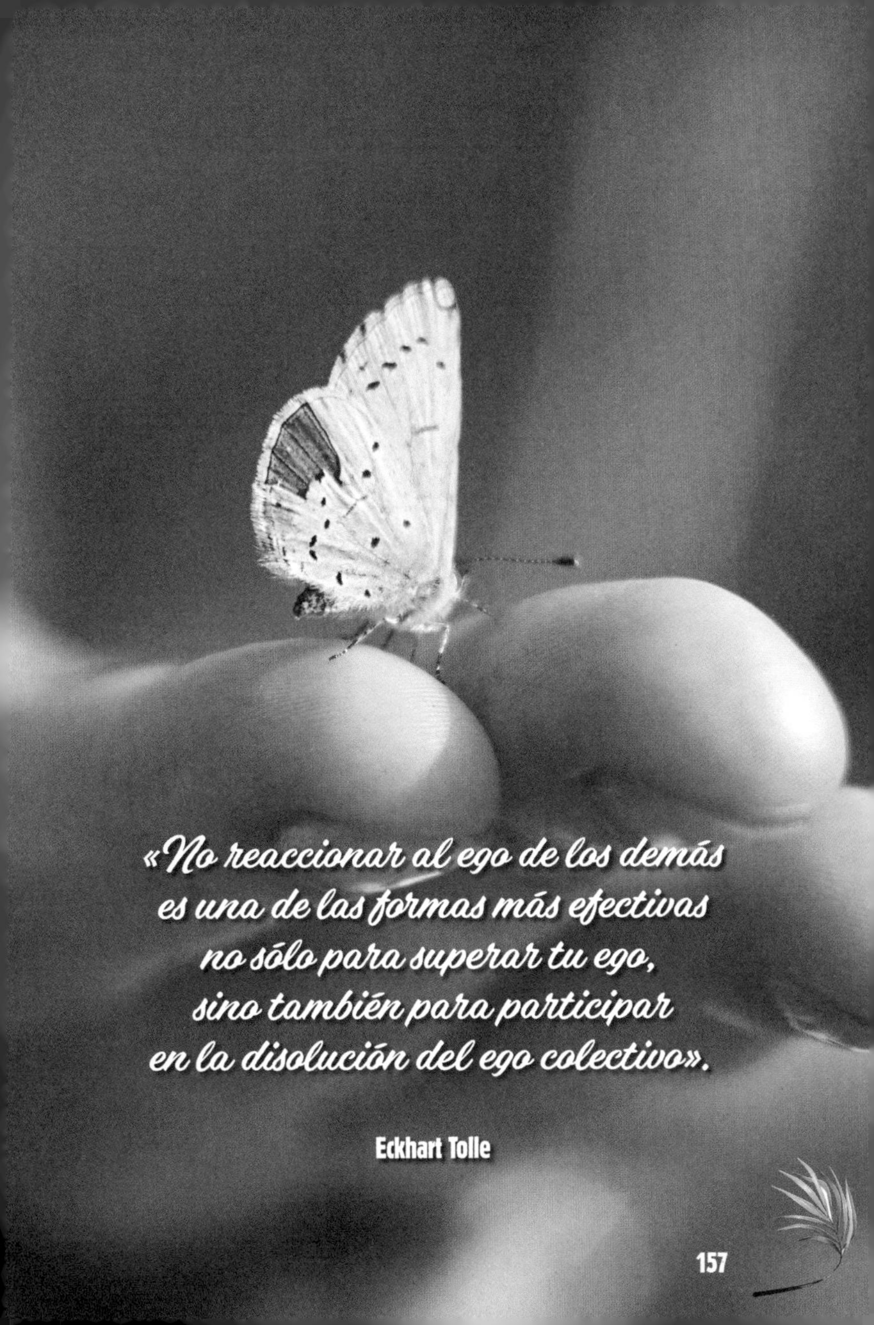
«No reaccionar al ego de los demás
es una de las formas más efectivas
no sólo para superar tu ego,
sino también para participar
en la disolución del ego colectivo».
Eckhart Tolle

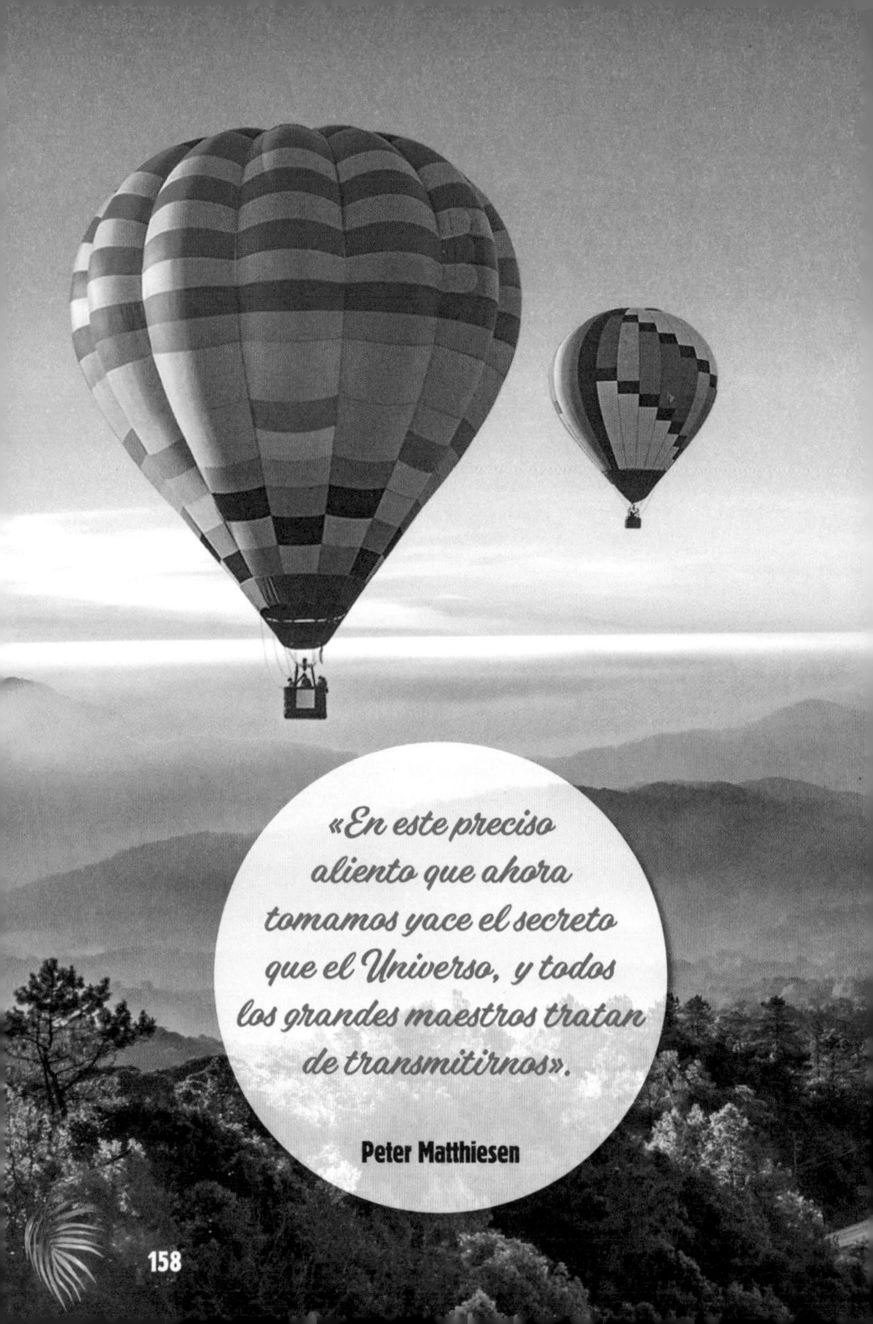

«En este preciso aliento que ahora tomamos yace el secreto que el Universo, y todos los grandes maestros tratan de transmitirnos».

Peter Matthiesen

Los demás

La práctica hawaiana del Ho'oponopono permite comprender que la única persona que podemos transformar somos nosotros mismos, y que el otro, los demás, tienen su propia manera de evolucionar.

Cada uno de nosotros ha crecido con valores que varían según el entorno. De una persona a otra, la memoria familiar o cultural es diferente.

Los conflictos surgen porque estamos convencidos de que tenemos el valor correcto, «la» verdad. Cada uno quiere traer al otro para integrar «su» verdad.

Cuando lo comprendemos, se hace más fácil acoger al otro y respetar sus valores.

Cada conflicto es una oportunidad para entender que el cambio que hay que hacer es liberarse de los recuerdos que limitan esta percepción y sus propios valores y también para desarrollar la escucha.

Borrón y cuenta nueva

Lo que he aprendido de la vida es que siempre habrá retrasos en los trenes, facturas que pagar, accidentes, desapariciones, desastres, disputas, atascos, separaciones, malas noticias. Todo esto es parte de la vida.

Si quieres protegerte demasiado, te aíslas, tratando de hacer que te olvides de la vida. Pero la Tierra sigue girando, y el sol sale. Parece inútil ir en contra del movimiento del Universo.

Con Ho'oponopono, encontré la manera de dejar atrás mis heridas. Aplico la fórmula hawaiana a mi corazón y, como un bálsamo, me sana de mis miedos.

En palabras del actual Dalai Lama: «las disputas y los conflictos menores son inevitables. Lo importante es pasar la pelota cada vez y nunca guardar rencor».

Un poco más de valentía nunca viene mal, porque la vida es maravillosa, si no se tiene miedo de ella.

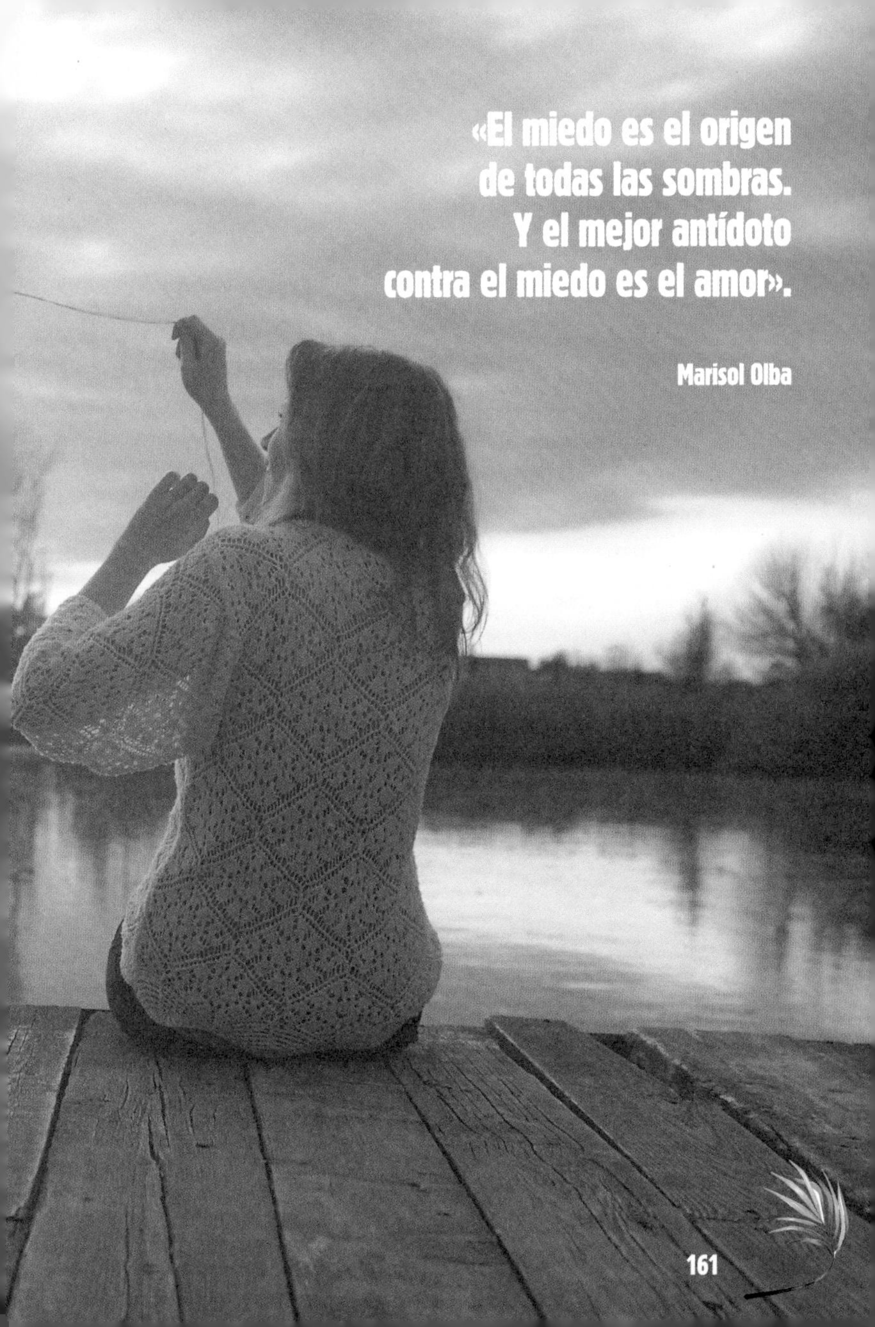

«El miedo es el origen
de todas las sombras.
Y el mejor antídoto
contra el miedo es el amor».

Marisol Olba

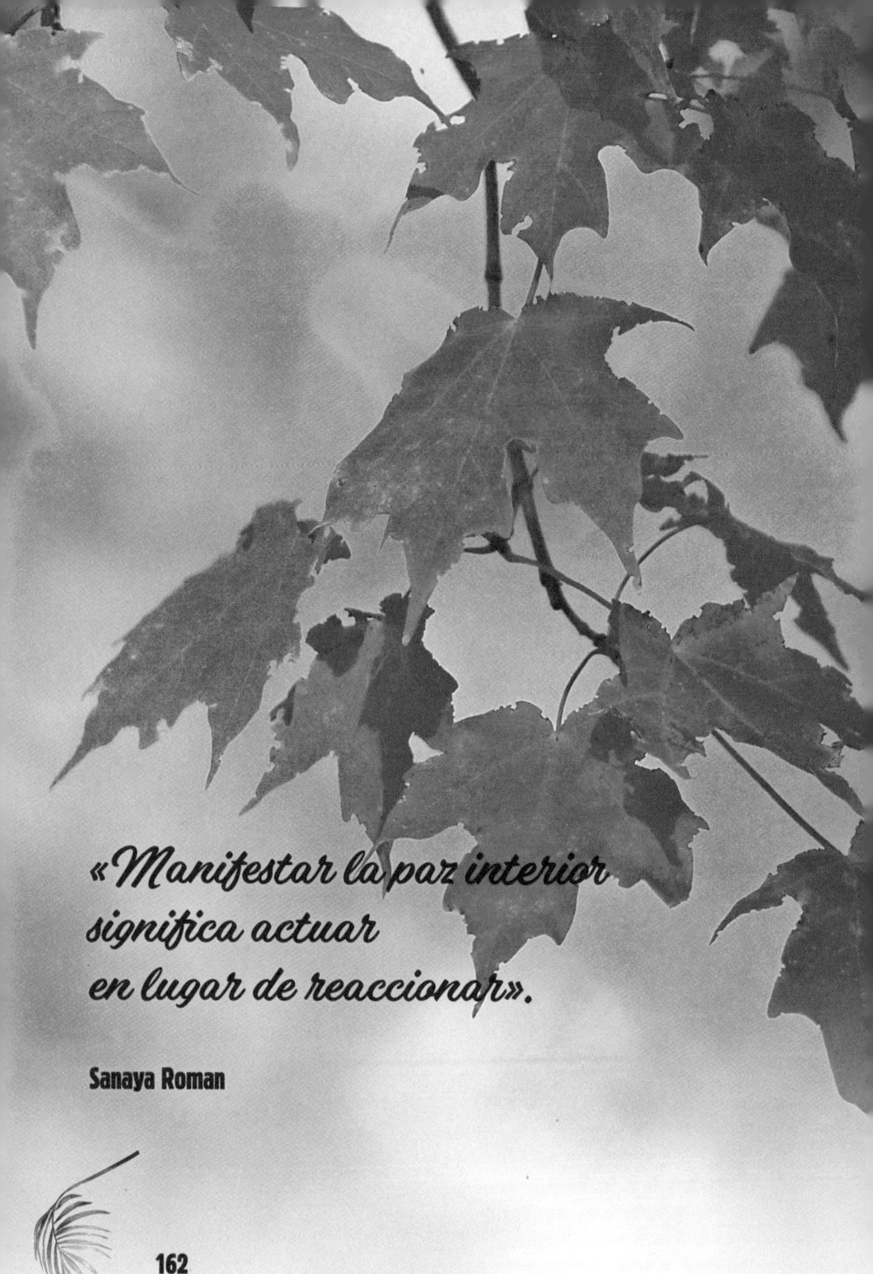

«Manifestar la paz interior significa actuar en lugar de reaccionar».

Sanaya Roman

Vida interior

Cuando entendemos que somos seres espirituales que hemos llegado a experimentar una vida material, nos encontramos aliviados de la carga de tener que ser espirituales. ¡Ya lo estamos haciendo! En palabras de Deepak Chopra: « No estamos llegando a ser espirituales, ya lo somos».

Ser espiritual es aceptar la propia condición humana y la materialidad en este mundo. Ya sea que medites o hagas negocios, eres espiritual. Ya sea que des a los más desafortunados o los rechaces, eres espiritual. Ahora nos corresponde a cada uno de nosotros aceptar esta parte de nosotros mismos, honrarla y presentarla. Mientras denigres este aspecto de ti mismo, no puedes reconocerlo en el otro.

Saca a relucir tu parte espiritual dándole todo su lugar. Libera el juicio sobre ti y los demás con Ho'oponopono.

Ocupa tu lugar en la humanidad respetándola.

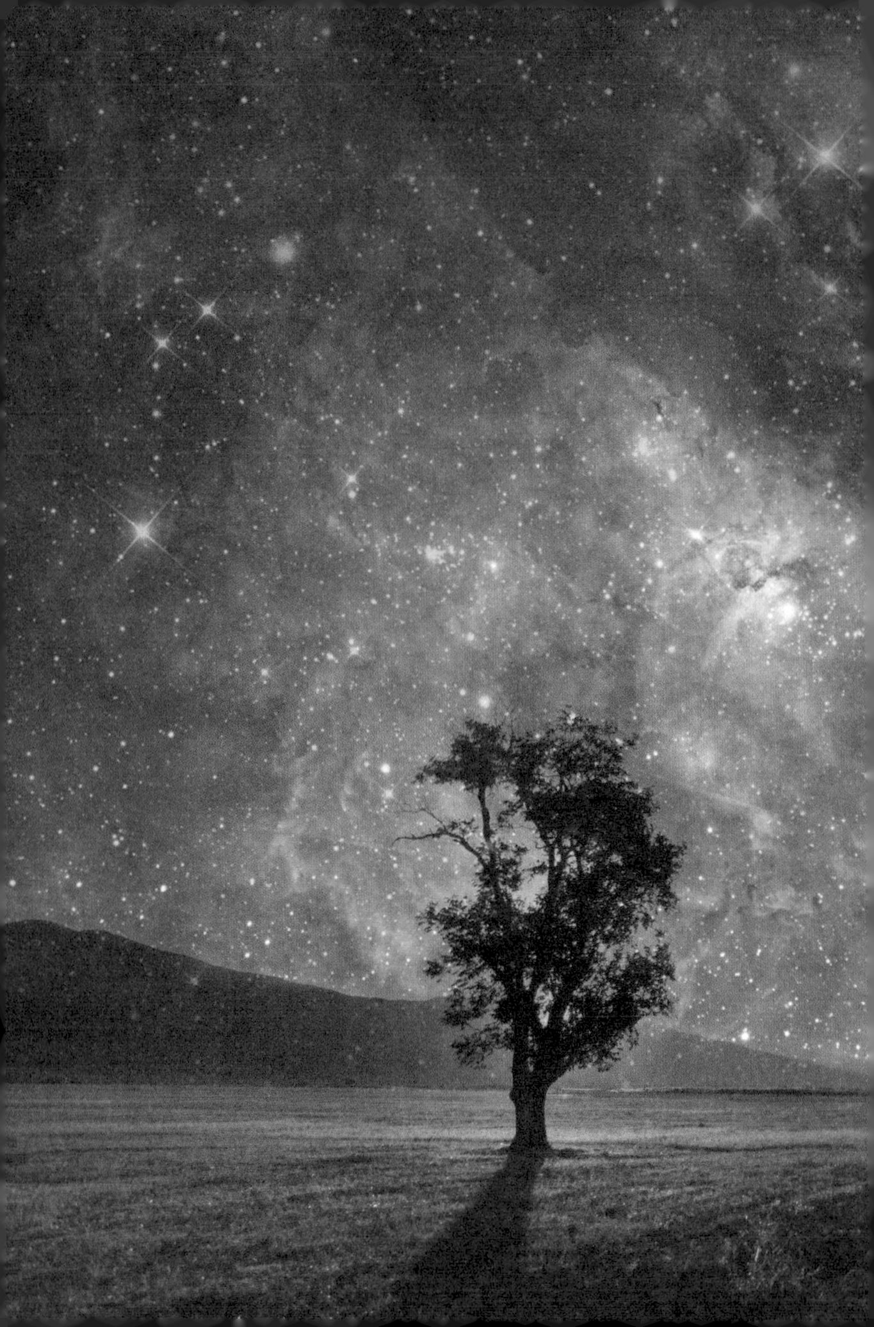

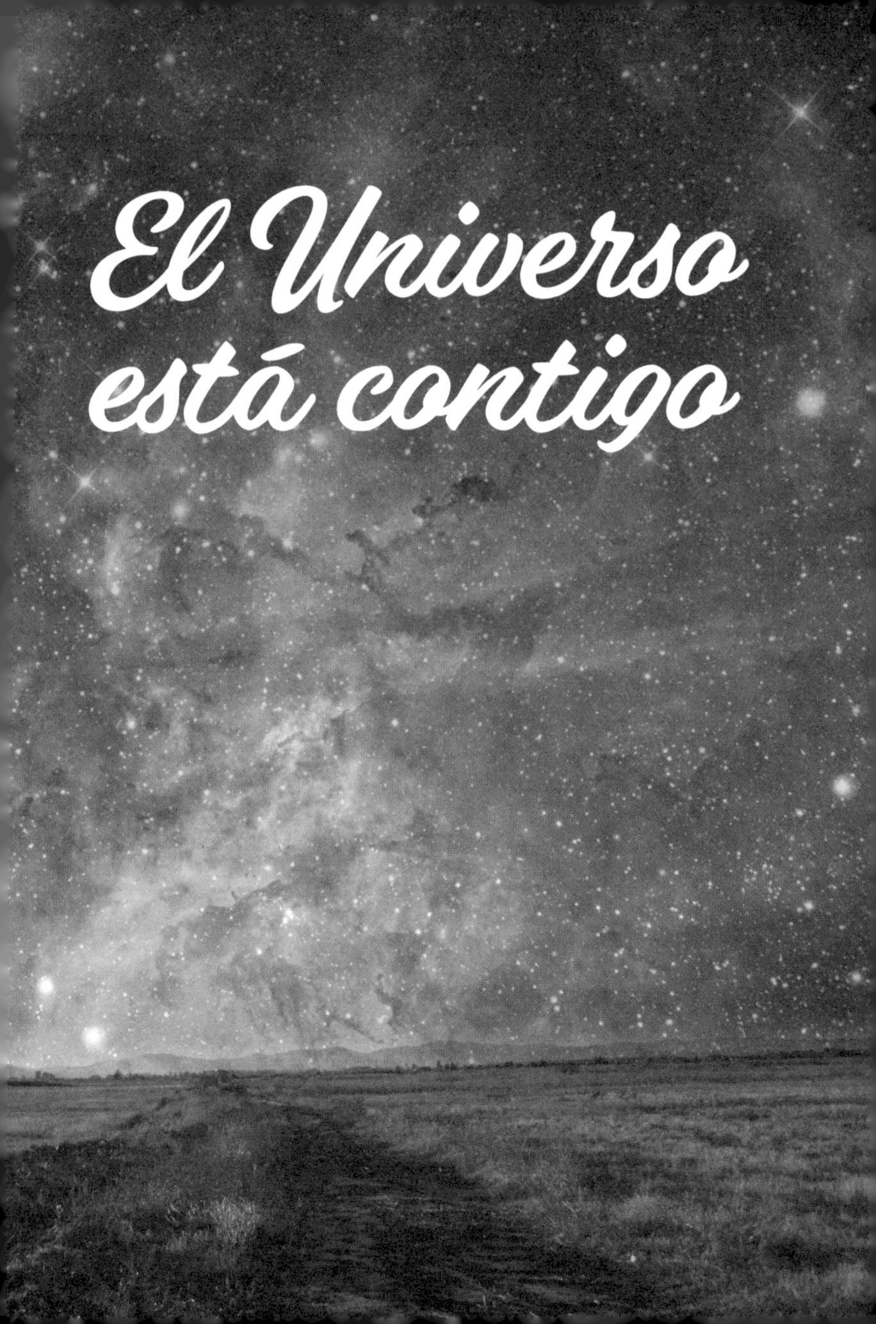
El Universo
está contigo

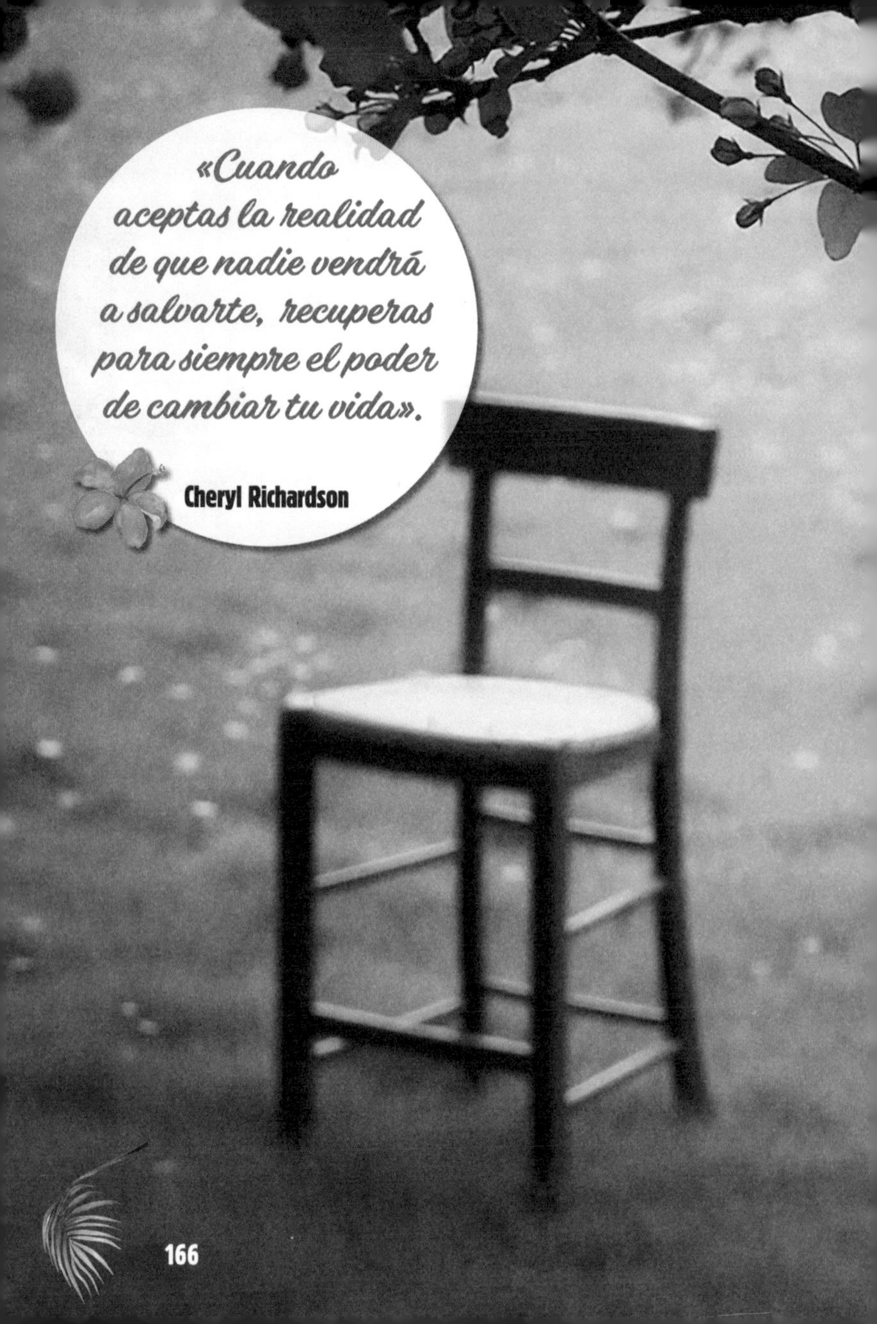
«Cuando
aceptas la realidad
de que nadie vendrá
a salvarte, recuperas
para siempre el poder
de cambiar tu vida».
Cheryl Richardson

Conviértete en el protagonista

Esperar a que un tercero nos libere de nuestras desgracias es como estar aislado en el papel de víctima. Las facturas siguen bajando, y tu cuenta bancaria ya no te sigue. Dependes de la ayuda externa para cerrar las brechas, quizás incluso esperas que un salvador venga a ocuparse de tus problemas. Dependes de la generosidad de tu familia o de las instituciones.

Esta actitud te encierra en el papel de víctima y no resuelve tus problemas. Siempre habrá facturas.

Para salir de este patrón, limpia el sentimiento de víctima. Deja ir esta forma de percibirte a ti mismo. Suéltala de una vez y conviértete en el verdadero protagonista de tu vida.

Vas a encontrar tu libertad dejando que hable tu Ser profundo. Él es tu salvador. Escúchalo, te da soluciones efectivas y sostenibles a cada uno de tus problemas.

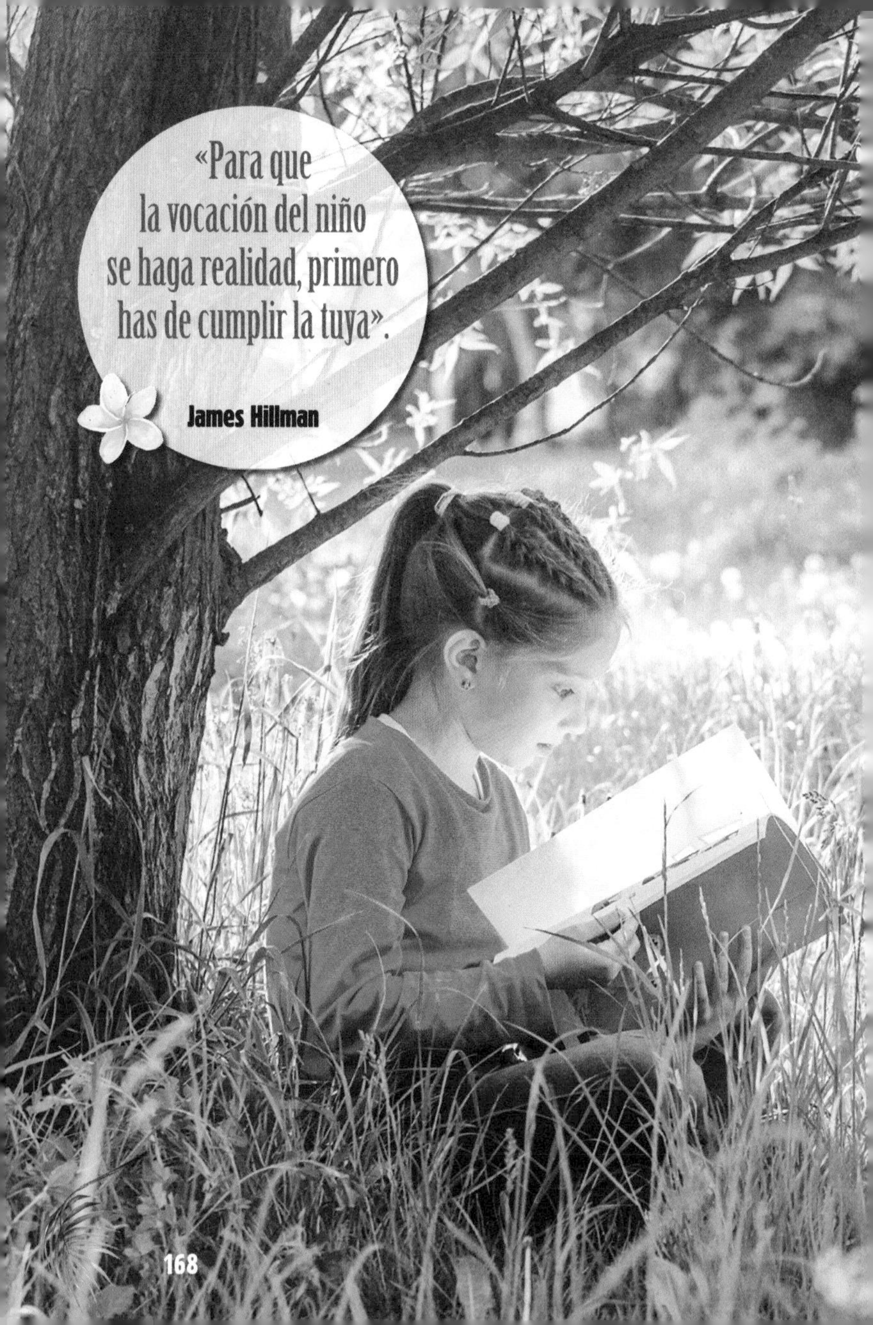

«Para que
la vocación del niño
se haga realidad, primero
has de cumplir la tuya».

James Hillman

El modelo

Querer que sus hijos hagan lo que tú no pudiste hacer puede parecer loable, pero no tiene sentido cuando sabes que el niño está imitando al adulto.

Son tus palabras y tus acciones lo que dará forma a la actitud de tu hijo. Tú quieres verlo feliz, realizado, perseverante, atento, estudioso y apasionado. Pero si, a diario, tú estás frustrado, ansioso o desilusionado, entonces él también lo estará. Tú puedes pensar que tienes demasiadas limitaciones y que tu hijo tiene más libertad. Pero tus límites también se convierten en los de él. Él reproduce tu actitud, porque sólo tiene tu ejemplo.

Vale la pena que te conviertas en ese modelo de perseverancia, alegría, atención y pasión que quieres ver en él. El ejemplo eres tú.

La proyección

Toda creación fue imaginada, soñada, antes de tomar forma en este mundo: la novela que nació en la mente del autor antes de convertirse en un libro, el hombre que soñaba con ser un pájaro y hace un avión, el dispositivo que permite a la gente hablar entre sí a distancia antes de convertirse en un teléfono... Se necesitó un sueño para cada una de estas creaciones, una idea loca antes de que se hiciera realidad.

Tu existencia es exactamente lo mismo. Sueñas con vivir la aventura, con lograr hazañas, con conocer el amor, con cambiar el mundo, así que haz todo lo que puedas para que suceda.

Imagina, sueña, y luego limpia los miedos y dudas que surgen. Planifica tus acciones y llévalas a cabo.

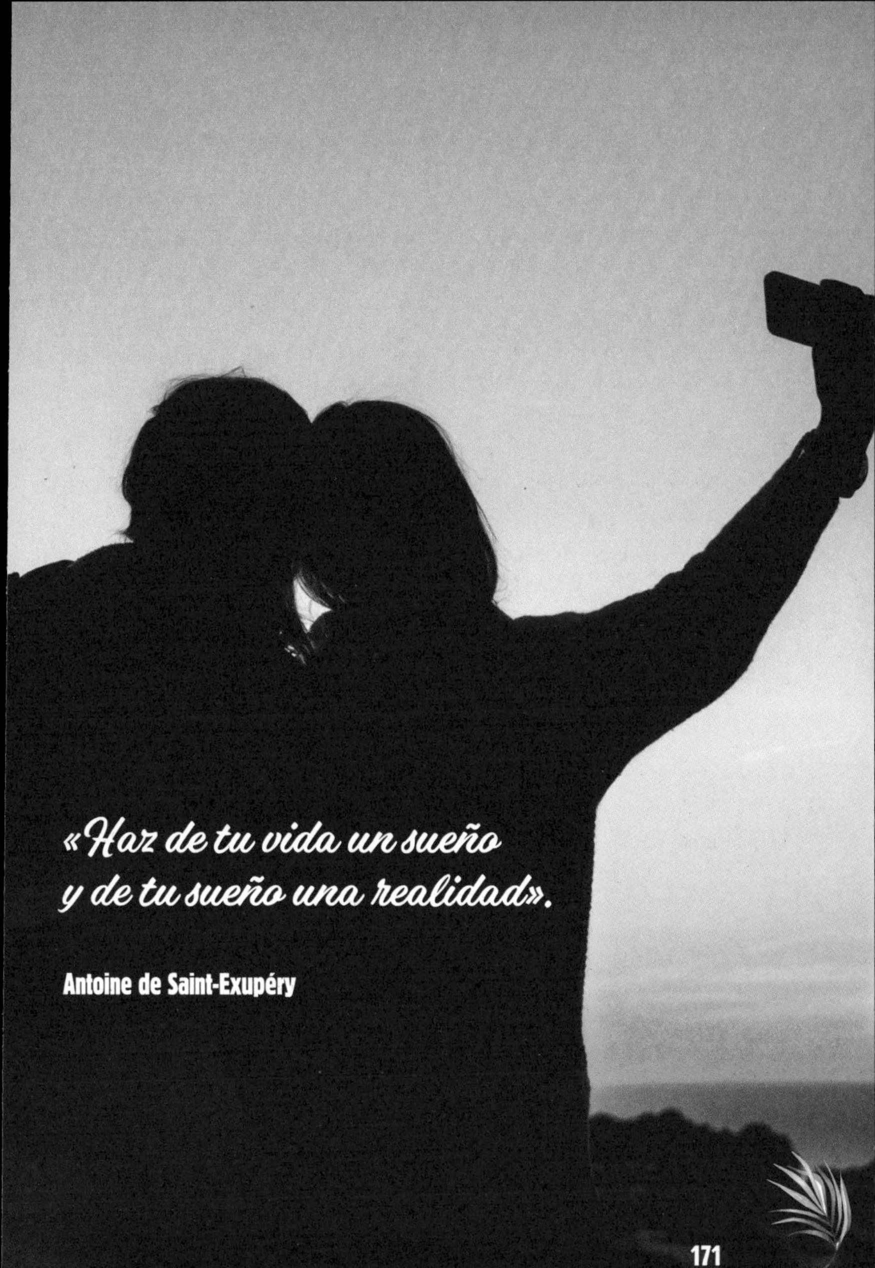

«Haz de tu vida un sueño
y de tu sueño una realidad».

Antoine de Saint-Exupéry

"Un hombre sólo posee aquello que no puede perder en un naufragio."

Proverbio hindú

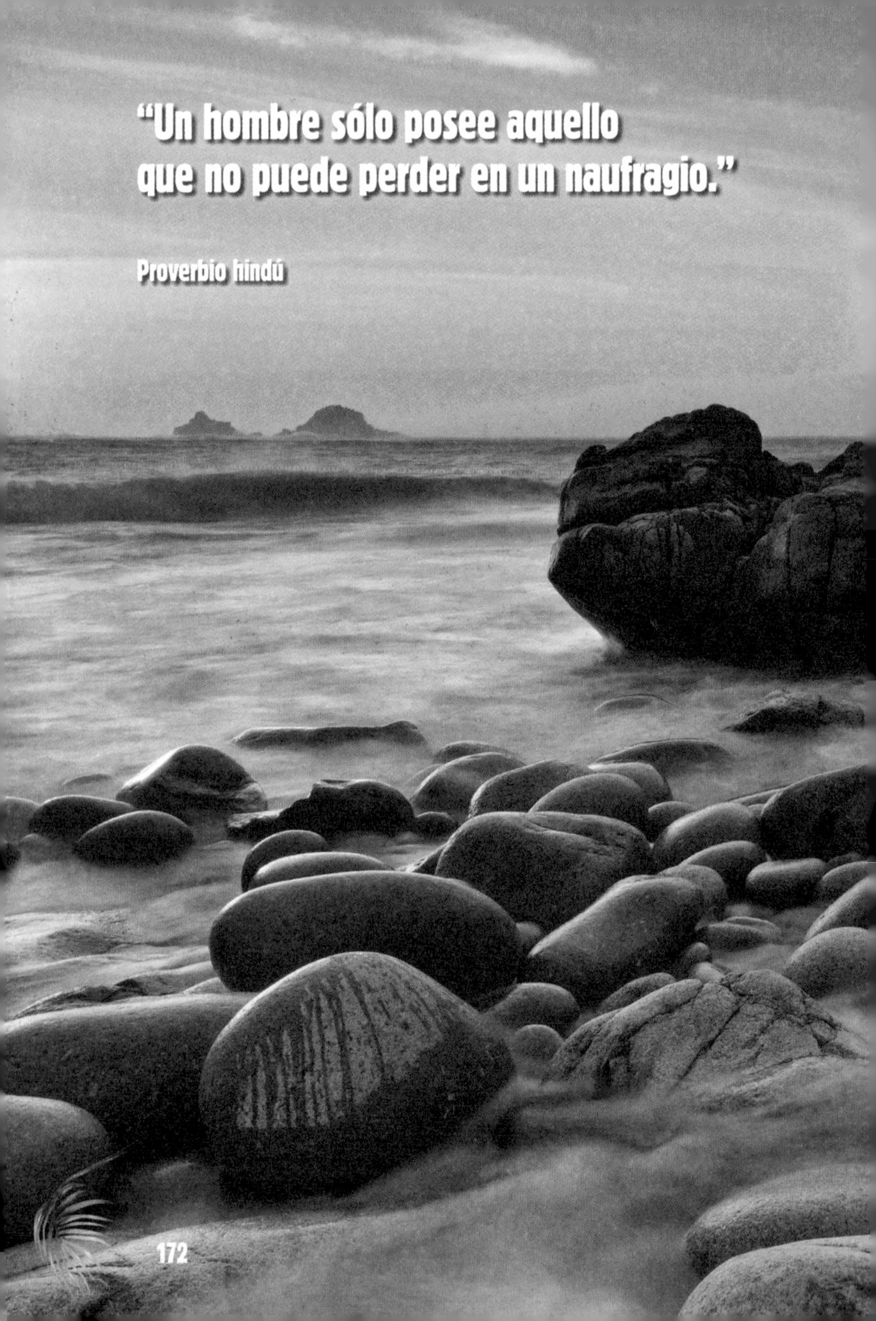

La pérdida

Al barrer con las creencias que te hacen creer que eres sólo este cuerpo, esta profesión, este padre o esta esposa, descubres tu parte eterna más allá de los roles efímeros.

El Ser profundo es tu verdadera identidad. Así que lo que eres es inmutable.

Sólo el ego lamentaba la pérdida de tu trabajo, tus hijos que se alejan, este cuerpo tuyo que se está transformando. Teme que ya no existas sin estas representaciones. Al limpiar este dolor, limpias la memoria que dice que, sin estas identidades, no eres nada.

Sólo puedes perder lo que tienes, no puedes perder lo que eres. Encuentra el vínculo con tu Ser eterno que nunca sufre una pérdida y sabe exactamente quién es.

«Mira –dijo
el amigo al amigo sobre
el puente– la dicha de los peces
en el río. Pero el otro dijo:
¿Cómo puedes conocer tú,
que no eres pez, la dicha
de los peces en el río?
Respondió: Por mi dicha
sobre el puente».

Apología tradicional china

La naturaleza

La vida está presente en cada criatura, en cada árbol y planta, en la roca y la arena, en el agua y las nubes. Hace vibrar las partículas que componen cada elemento terrenal y celeste. Esta vibración es detectable bajo el ojo de los microscopios electrónicos.

Deja que la naturaleza te enseñe paz y tranquilidad. Para recordar su presencia, siéntate en un parque o bosque. Observa cómo se mueve la fauna y la flora. Se les asegura que la Vida está ahí para cada uno de ellos.

La vida es la energía que fluye naturalmente. La observación de la naturaleza que te rodea lleva a la observación de su presencia permanente. Se esparce alrededor de ti y dentro de ti. Siéntela, vibrante y generosa. Desarrolla la confianza en su disponibilidad eterna. Sigue su ritmo que te devuelve la calma.

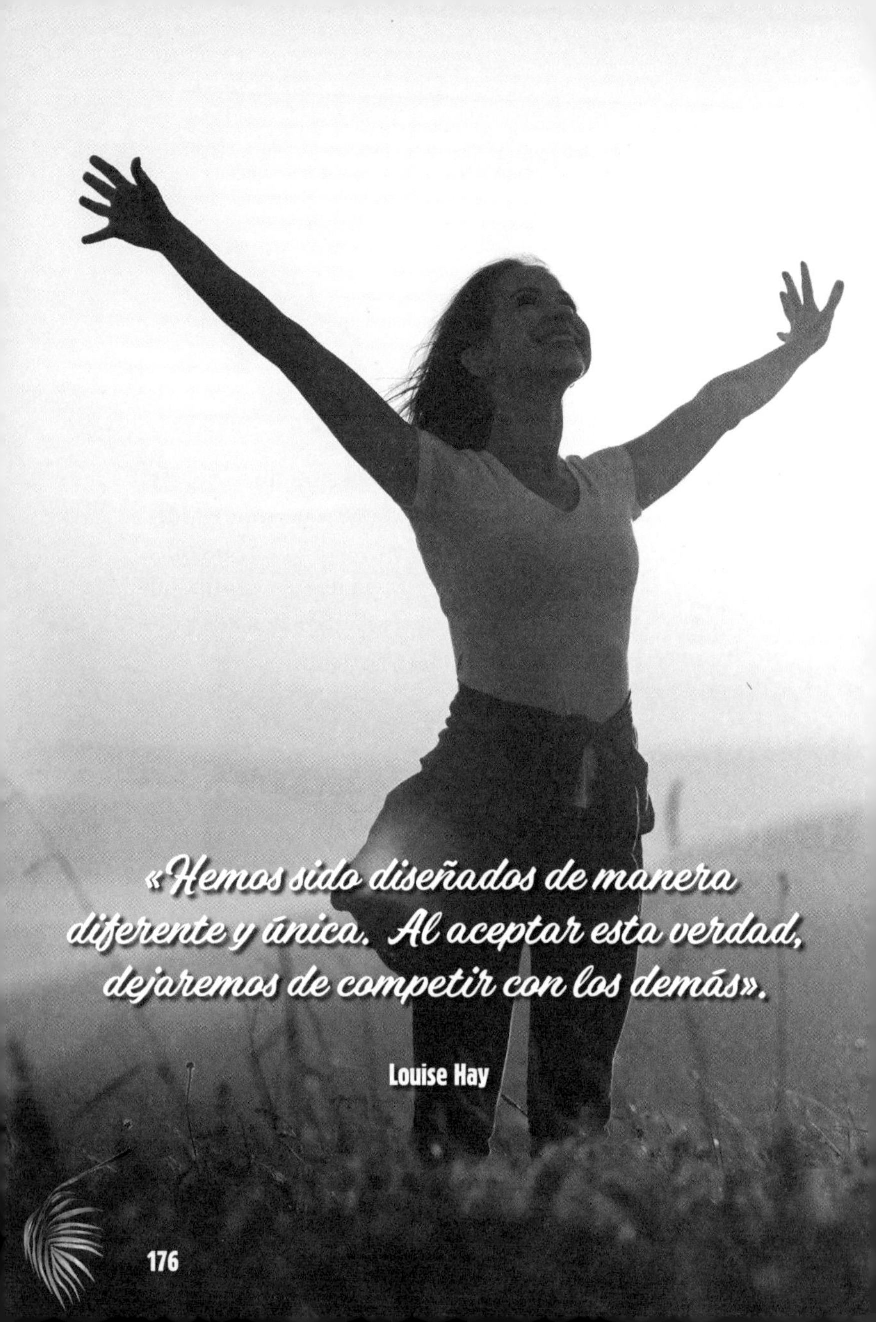
«Hemos sido diseñados de manera
diferente y única. Al aceptar esta verdad,
dejaremos de competir con los demás».
Louise Hay

La comparación

Hay sufrimiento silencioso. Vive dentro de las personas que están convencidas que son incompetentes, sin interés, nulos y sin valor, incomprendidas. Porque existe la creencia de que el otro –el colega, hermano o hermana, esposo o esposa– es mucho mejor que ellos.

¿Cómo puedes ser igual a las personas que te muestran, cada día, que estás menos bien? Al no compararte más con ellos.

Tu potencial está oculto por el miedo de no hacerlo tan bien como el otro. La mente te hace creer que este es tu único valor. Cuando dejas ir estos miedos, descubres una fuente inagotable de potencial dentro de ti.

Todo está ahí, listo para ser usado tan pronto como te repitas íntimamente, en silencio, la fórmula que te libera de los límites de la mente. Ya sabes: «lo siento, perdóname, gracias, te quiero».

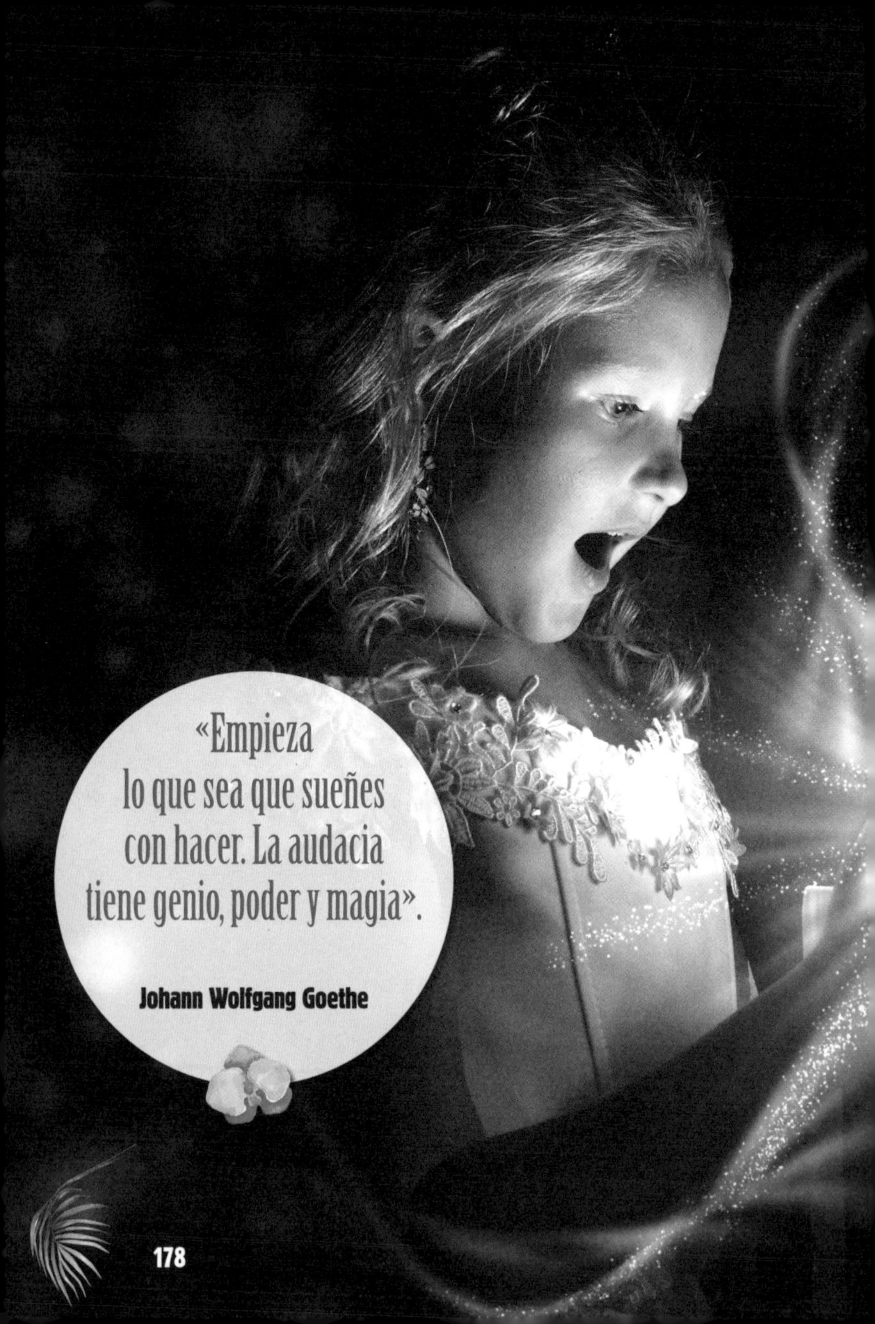

«Empieza
lo que sea que sueñes
con hacer. La audacia
tiene genio, poder y magia».

Johann Wolfgang Goethe

La audacia

Lea en voz alta: «lo siento, perdóname, gracias, te quiero». Sólo una vez. Ya es suficiente. Acabas de entrar en la práctica hawaiana.

Sin embargo, mientras pienses que es absolutamente necesario recitar la fórmula todo el día para que funcione, o que tienes que estar en cierto estado para ser eficaz, pondrás tus propios obstáculos. La mejor manera de realizar un proyecto es... ¡empezarlo!

Al seguir tu camino dejarás de ver defectos en el mundo. Ver los defectos de los demás es reforzar los defectos propios. Así que, paso a paso, una acción tras otra, establece la dinámica que hará que esto suceda. Quieres visitar un país, tomar un mapa y localizarlo. Otro día, lee un texto sobre sus tradiciones. Ten la audacia de empezar, sólo tienes que empezar.

«No tomo tus palabras meramente como tales, todo lo contrario. Escucho sólo lo que hace que tú hables y yo escuche».

Shinkichi Takahashi

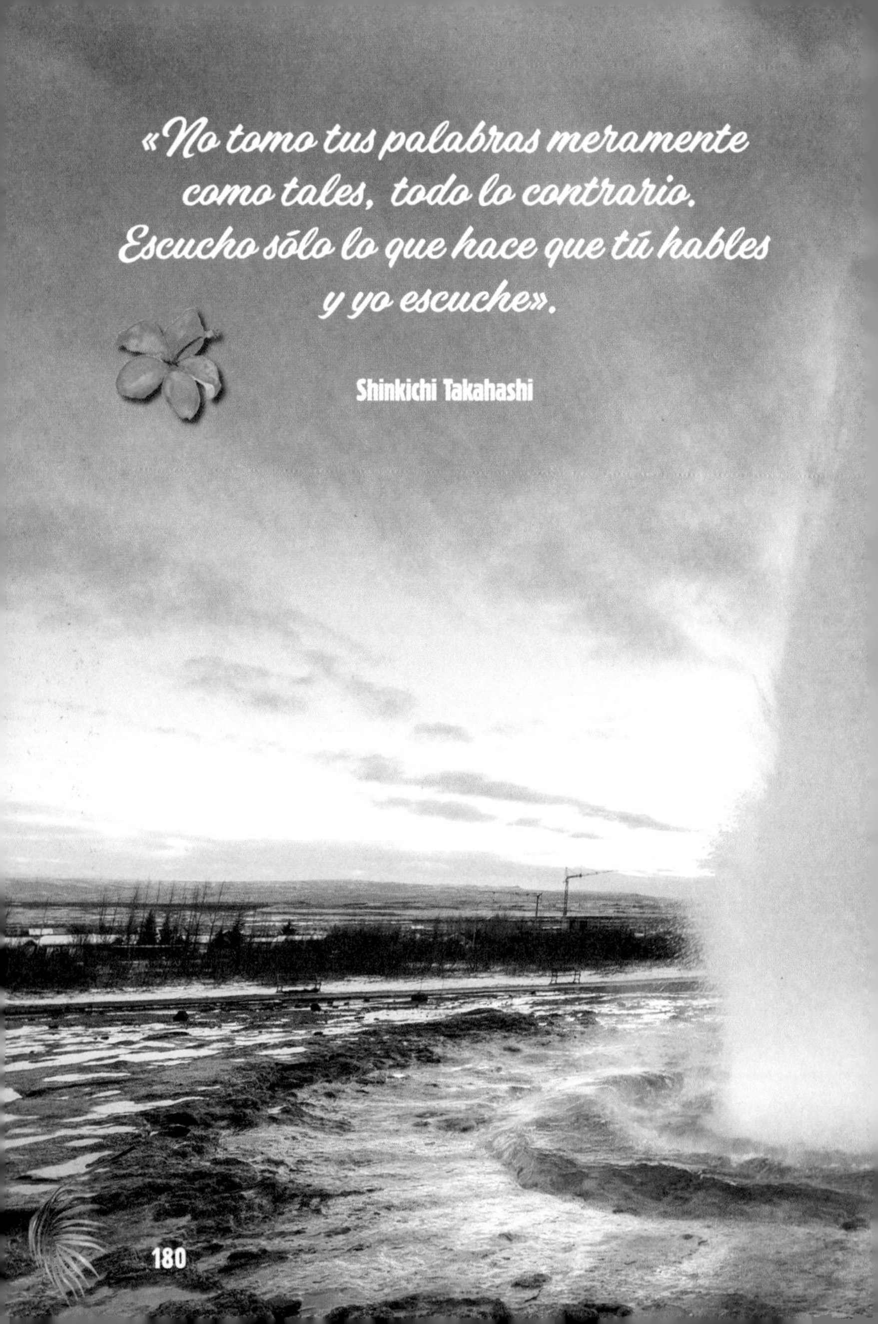

Enfadarse

Estar enfadado por el retraso en los atascos de tráfico es una emoción que se siente desde adentro. Lo que sucede afuera es simplemente un detonante.

Esto ha despertado un recuerdo que te dice que «para que te vean bien, tienes que llegar a tiempo» o que «te persigue la mala suerte». Son creencias firmemente sostenidas que te hacen sentir estresado. Pero es imposible cambiar la situación. Cuando vuelvas a tu alineamiento interior, las soluciones serán claras: como notificar a la persona de tu retraso, tomar otro medio de transporte o simplemente aliviar la presión diciéndote que en realidad no hay nada grave. Corregir la situación soltando los recuerdos, ¡limpiar!

Cualquier cosa que te moleste está relacionada con un problema interno. Sólo tú puedes experimentarlo y sólo tú vas a poder corregirlo.

*«Hondo sentir,
rumbo fijo,
corazón y claridad...
¡Qué cerca están
las cosas cuando
sabemos amar!»*

Atahualpa Yupanqui

El paraíso

El paraíso perdido del que hablan las religiones es nuestro subconsciente, el que hemos perdido detrás de nuestro ego.

Encontrar el paraíso perdido es reconectarse con la parte del «Yo profundo» y que otros llaman «el niño interior», o el alma, o el subconsciente. Se esconde tras el bullicio de la mente repitiendo: «No tendré éxito», «Es su culpa si sufro», o «¿Cuál es el sentido de todo esto?» Este tipo de cosas que sólo sirven para alimentar el ego y pretenden ser verdades inevitables.

Para recuperar el acceso al Ser profundo, di: «lo siento, perdóname, gracias, te quiero» una y otra vez. Dale a tu mente otro estribillo y luego escucha la calma que hay en ti. De este espacio surgirá una vibración, una evidencia, y sus ojos se abrirán a otras posibilidades. El acceso al paraíso depende de ti, el que te dice lo contrario es tu ego.

«El ser humano busca la felicidad en los objetos externos, pero sólo puede obtenerla cuando la mente está satisfecha con lo que tiene y deja de buscar. Cuando la mente está en calma y satisfecha, la felicidad aparece automáticamente».

Patanjali

Gratitud

Tú y tu pareja vivís una relación amorosa ideal, mientras que las parejas a vuestro alrededor se están destrozando mutuamente. Haces un trabajo que te apasiona, mientras que tus padres siempre han tenido trabajos difíciles. Vives en una casa agradable, mientras que las personas sin hogar pasan la noche afuera.

Agradece lo que estás experimentando. Envía gratitud. Porque centrarte en la desgracia de los demás no cambiará tu situación. Sólo te estás uniendo a ellos en un nivel emocional.

Sé consciente de tu felicidad. Absorbe esta energía para «contaminar» mejor a los que te rodean. Este es el primer paso para transformar este mundo.

No te disculpes por lo que tienes. Sé agradecido.

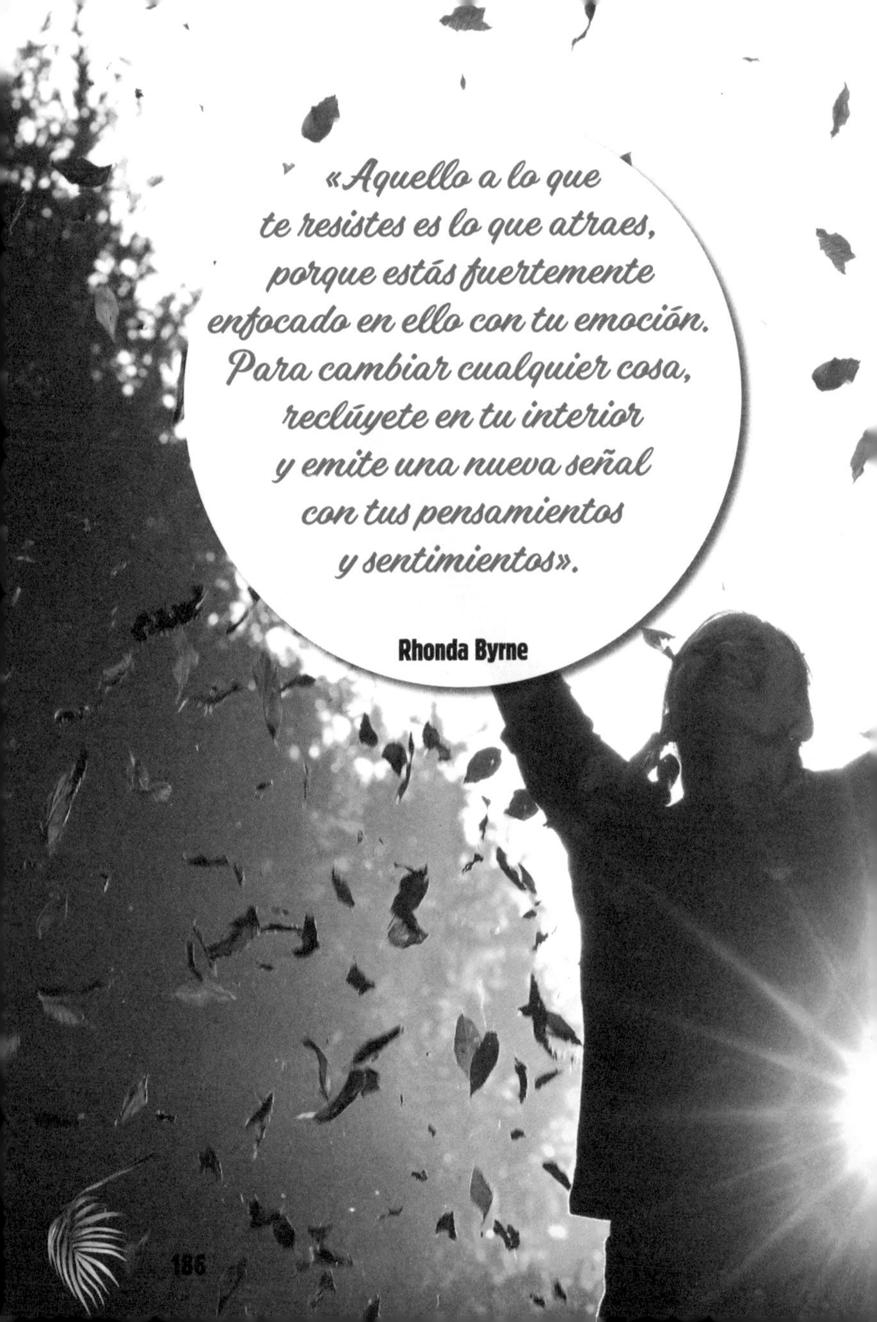

«Aquello a lo que te resistes es lo que atraes, porque estás fuertemente enfocado en ello con tu emoción. Para cambiar cualquier cosa, reclúyete en tu interior y emite una nueva señal con tus pensamientos y sentimientos».

Rhonda Byrne

El efecto espejo

Puedes desear amor, dinero, éxito, pero si sientes la falta, de eso es de lo que vas a hablar. Tu actitud y tus palabras reflejan cómo te sientes, y quedarás impactado por situaciones y personas que responden a tu comportamiento. Las oportunidades incluso parecen estar desapareciendo. Sin embargo, están muy presentes aunque ahora no las veas, porque te entretienes con tus limitaciones, convencido de ellas. Estás demasiado ocupado con tus problemas.

Ho'oponopono te permite volver a visitar tu estado de ser. Al recitar la fórmula, cortas la negatividad de la mente y levantas el velo sobre la abundancia que existe a tu alrededor. No hay necesidad de forzarlo, deja que las cuatro palabras de sabiduría te invadan.

No atraes lo que quieres, atraes lo que eres.

Dar

Dar un regalo es ofrecer un «presente» a la otra persona, un símbolo del vínculo que tienes con esa persona en este momento. La energía que os ata al nivel emocional toma una forma material.

A través de este regalo, alimentas la alegría de tener a esta persona en tu vida. Los cumplidos y la ternura que enviáis son regalos que os hacéis unos a otros y a vosotros mismos. Vibras y disfrutas ante todo de estas emociones agradables que te diriges.

Ocurre lo mismo cuando recitas las cuatro palabras del Ho'oponopono. Eres el primer beneficiario de la vibración que envías, así que hazte un regalo: ofrece amor y bondad a los que te rodean, recitando las cuatro palabras de sabiduría.

«El amor equilibrado, el poder amar sin sentirse culpable, este amor a sí mismo que nada quita a los demás y este amor al otro que no disminuye ni hace violencia al propio yo, es el secreto de toda dicha y felicidad», escribió Herman Hesse.

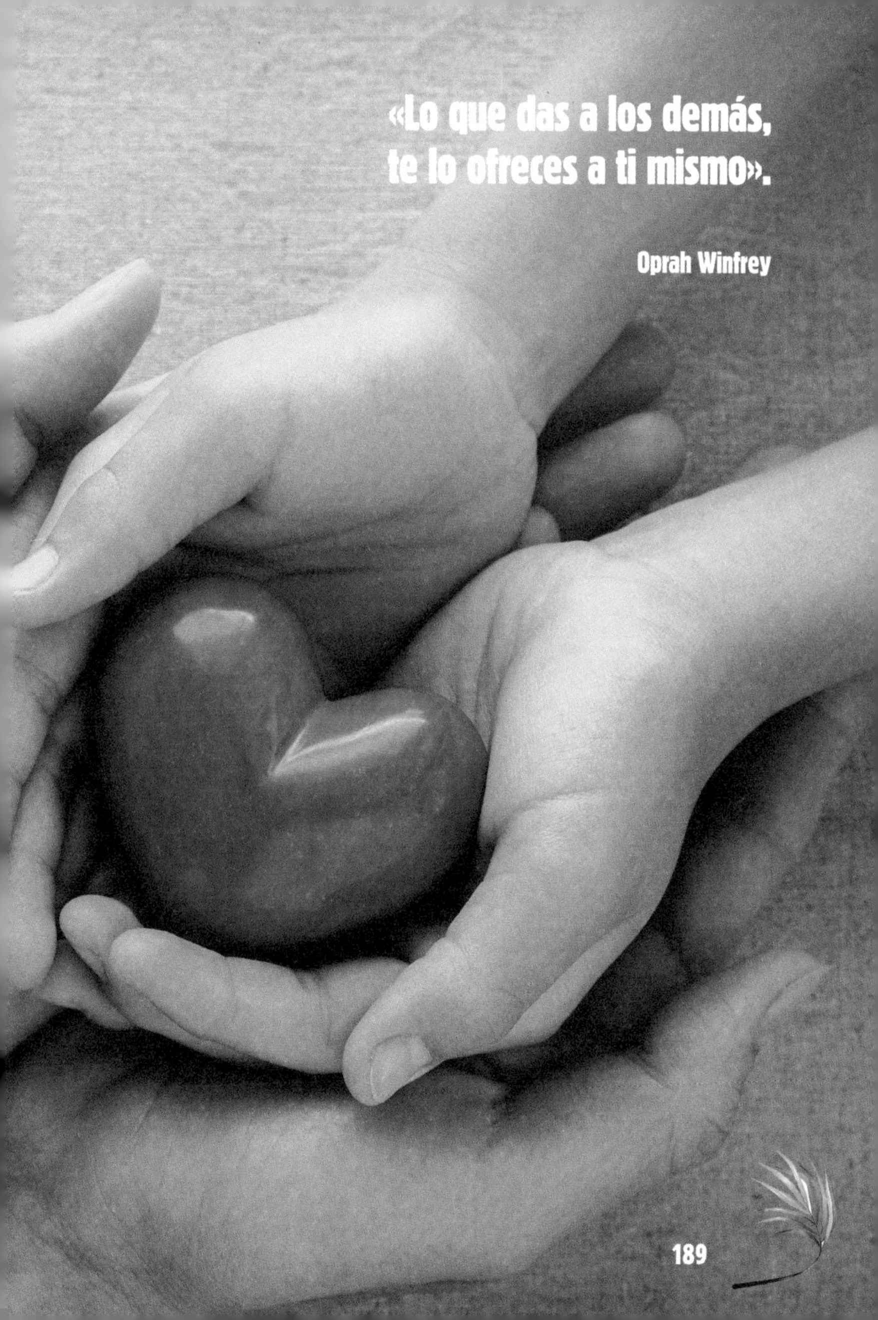

«Lo que das a los demás, te lo ofreces a ti mismo».

Oprah Winfrey

La vocación

«El secreto del éxito es hacer de tu vocación una fiesta», dijo Mark Twain. ¿Cuál es tu vocación? ¿Qué te hace levantarte temprano y de buen humor? ¿Qué mueve tu corazón? Hoy conocemos la técnica japonesa del ikigai para ayudarnos en este descubrimiento. Pero puedes utilizar Ho'oponopono en caso de dudas, suposiciones y cualquier pensamiento que parasite tu mente cuando pienses en tus aspiraciones profundas.

La mente querrá disuadirte diciendo que no eres realista, que eres demasiado viejo o que es demasiado difícil. Está jugando sus últimas cartas porque tiene miedo de perder el control sobre tu vida. Prefiere hábitos y arrepentimientos.

Cada persona ha de encontrar su propio camino celeste. Te mereces una existencia feliz, así que deja que tu corazón te recuerde que tu primera vocación es hacer de tu vida un éxito. Y recuerda que lo que para uno es una alegría, para otro es un infierno.

Ser

Hay una pregunta que nos olvidamos de hacer en diferentes momentos de nuestras vidas. Cuando se trata de elegir una educación, un trabajo o un compañero de vida, es esencial empezar por definir lo que quieres ser.

Tomar lo que viene después, diciéndote a ti mismo: «Ya veremos», es dejar que 'el timón' se arrepienta. Hacer una elección consciente es, en primer lugar, definir lo que se quiere ser (disponible, dinámico, sabio, inspirador, innovador, creativo, radiante, auténtico....), luego elegir la profesión, la pareja o el estilo de vida que alimenta este estado.

Recuerda que estás aquí para encontrar tu verdadero lugar en la vida y dar tu talento al mundo. Estás aquí para desplegar maravillosamente las capacidades que se te han dado y producir riquezas espirituales, mentales y materiales que beneficiarán la humanidad.

Antes de tomar una decisión, recuerda la decisión que tomaste y hazte esta pregunta: «¿Quién quieres ser?».

Otros títulos similares:

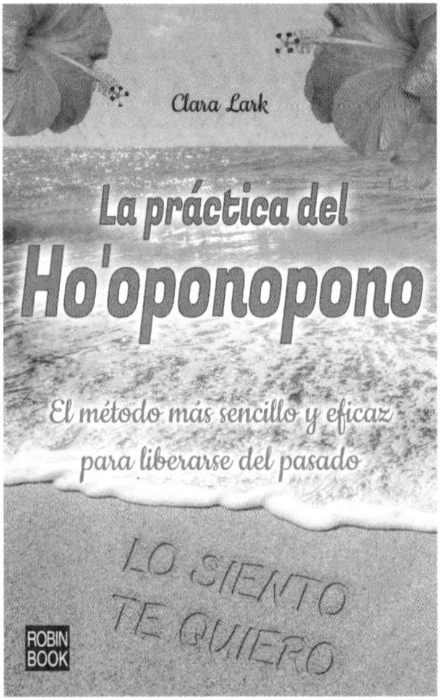

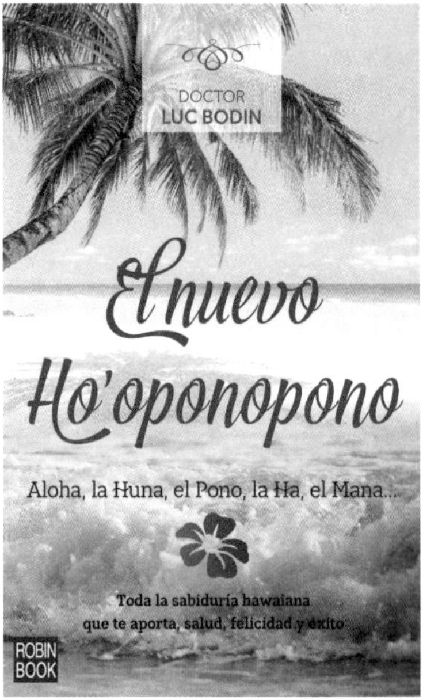

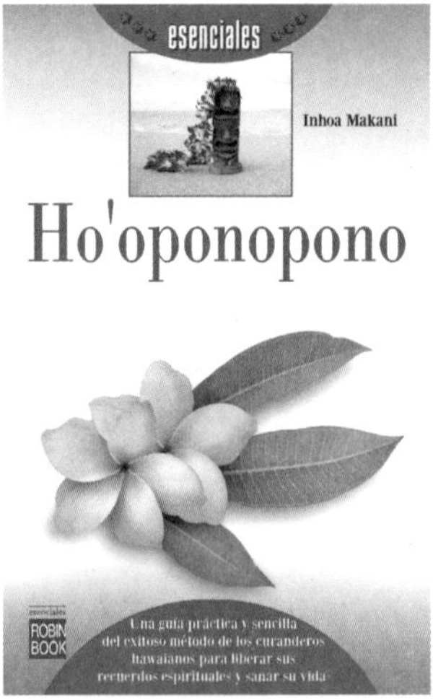

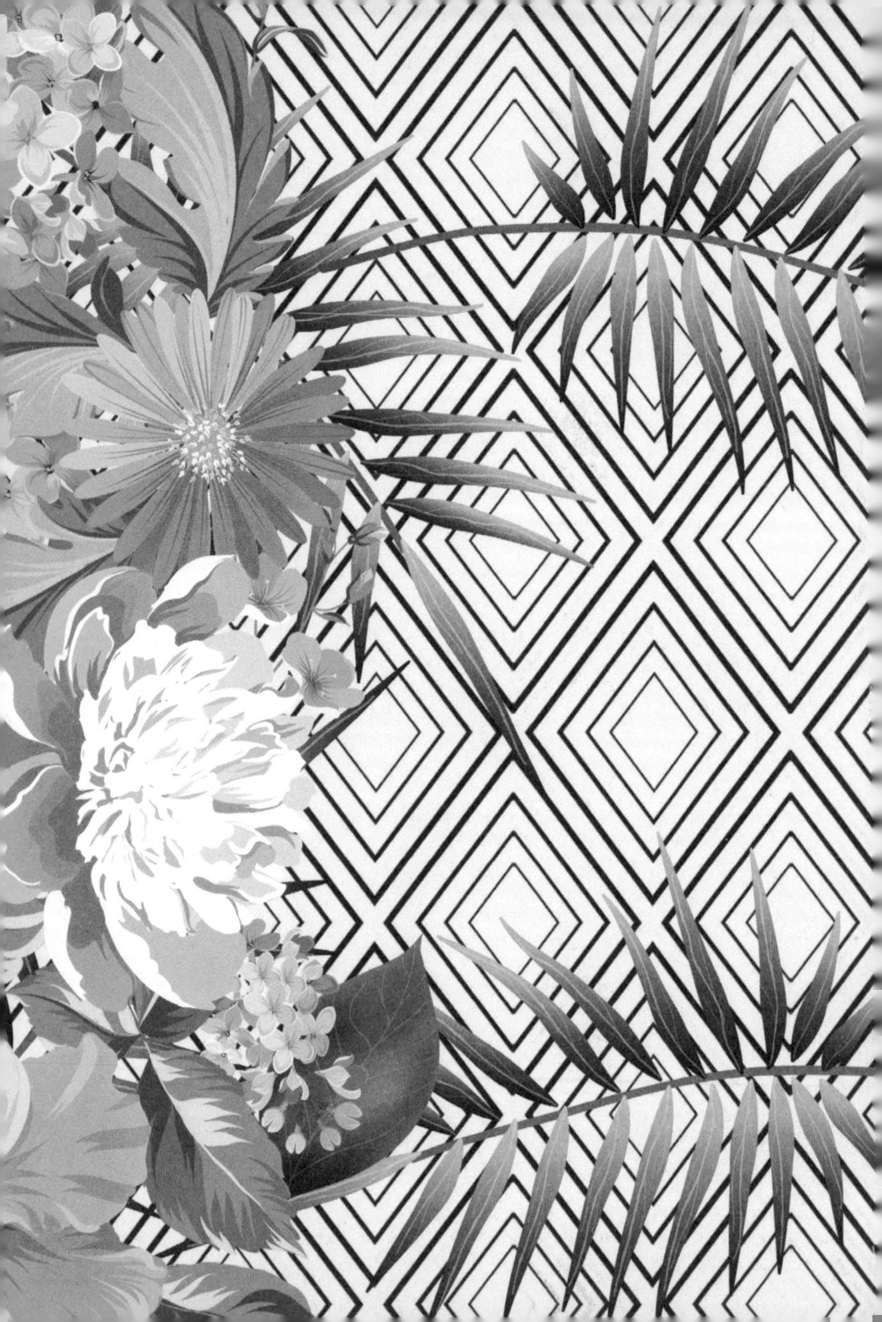